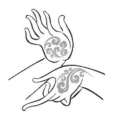

李德修三字经流派小儿推拿教程

主　编：李先晓　王　鹏

副主编：王文晟　王　静　李林海

编　委：娄　堃　孔令荣　侯克勤　盖玉琳　杨雅茜

　　　　孙　铮　朱雅羽　田端亮　朱慧敏　娄丽军

　　　　王瑞芳　陈建玲

U0295008

人民卫生出版社

图书在版编目（CIP）数据

李德修三字经流派小儿推拿教程/李先晓，王鹏主编.—北京：
人民卫生出版社，2016

ISBN 978-7-117-23204-3

Ⅰ.①李…　Ⅱ.①李…②王…　Ⅲ.①小儿疾病-推拿-教材
Ⅳ.①R244.1

中国版本图书馆 CIP 数据核字（2016）第 207102 号

人卫智网　www.ipmph.com	医学教育、学术、考试、健康，购书智慧智能综合服务平台	
人卫官网　www.pmph.com	人卫官方资讯发布平台	

李德修三字经流派小儿推拿教程

主　　编：李先晓　王　鹏
出版发行：人民卫生出版社（中继线 010-59780011）
地　　址：北京市朝阳区潘家园南里 19 号
邮　　编：100021
E‐mail：pmph @ pmph.com
购书热线：010-59787592　010-59787584　010-65264830
印　　刷：河北博文科技印务有限公司
经　　销：新华书店
开　　本：710×1000　1/16　印张：16　插页：4
字　　数：200 千字
版　　次：2016 年 9 月第 1 版　2024 年 12 月第 1 版第 6 次印刷
标准书号：ISBN 978-7-117-23204-3/R·23205
定　　价：35.00 元

打击盗版举报电话：**010-59787491　E‐mail：WQ @ pmph.com**
（凡属印装质量问题请与本社市场营销中心联系退换）

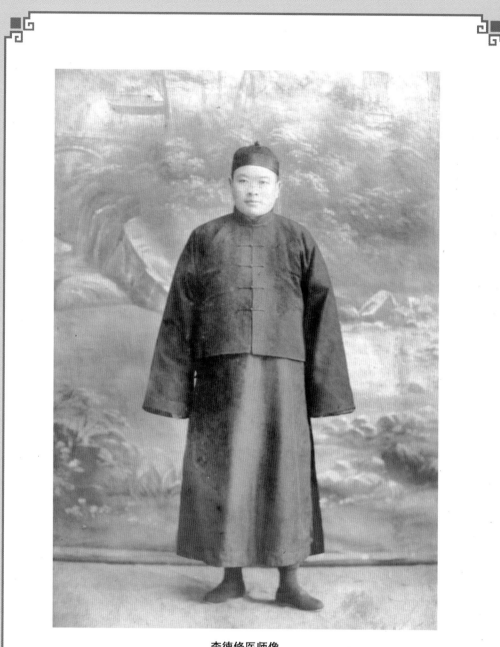

李德修医师像

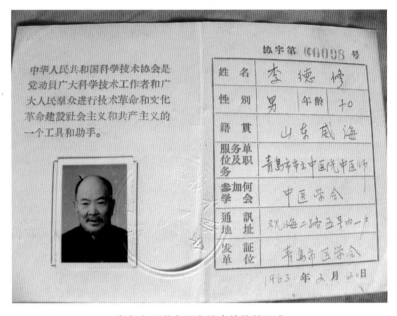

青岛市医学会颁发给李德修的证书

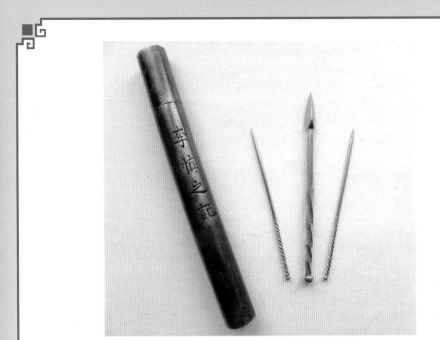

万宝金楼赠送金针

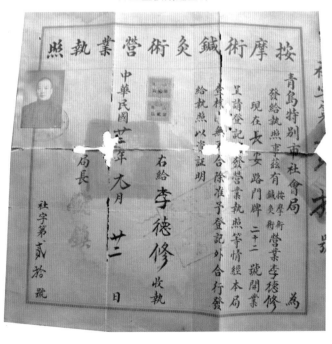

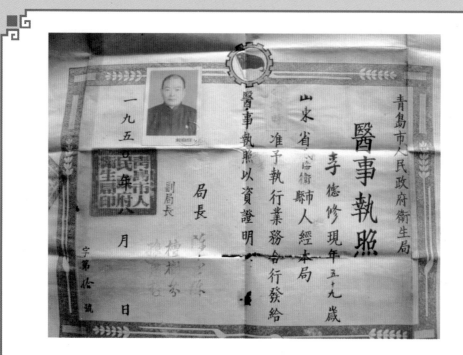

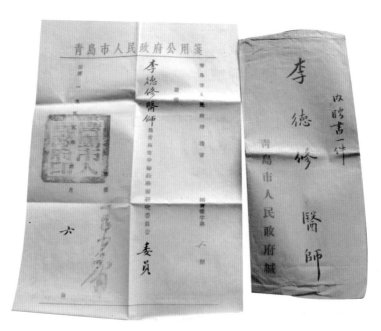

李德修医师执业照

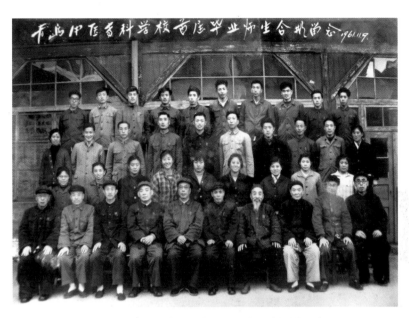

1961 年 11 月 9 日李老与青岛中医专科学校学员合影

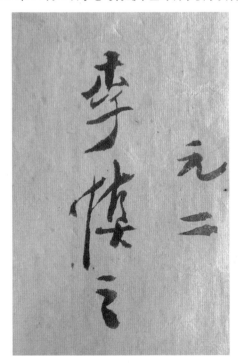

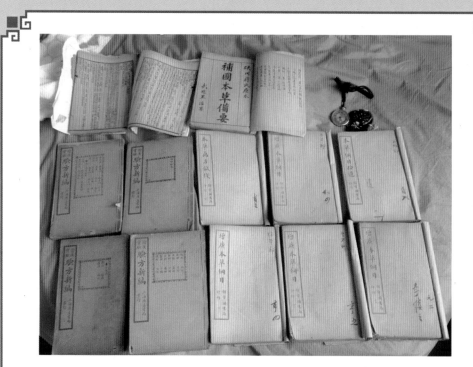

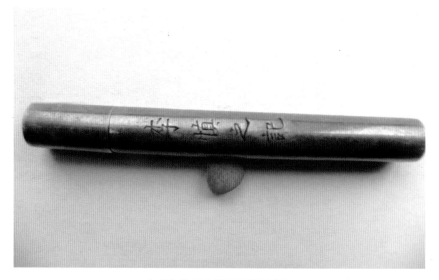

李老生前部分从医物品及书籍

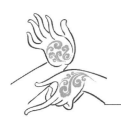

编写说明

为了弘扬中医儿科推拿精髓，探索中医儿科推拿学派奥妙，传承李德修先生小儿推拿的秘笈，丰富儿科医学发展内容，贡献非物质文化遗产宝藏，解除病患痛苦，李氏小儿推拿秘笈传承发展基地全体编委尊崇国粹中医大医精诚之真谛，特倾心编写此书，奉献秘笈以造福后人。

李氏小儿推拿即李德修三字经流派小儿推拿，是近代胶东著名儿科医家李德修先生把徐谦光先生推拿精髓与中医古代推拿技术以及中医儿科临床相结合，不断探索而形成的一套系统的、科学的、经临床验证和认可的中医儿科推拿学派的学术经验瑰宝。随着现代医学的发展与进步，作为李氏推拿的首席继承人，李老的孙女李先晓女士为了造福后世，贡献医学发展，充实中医国粹，特带领李老学生和后代传承人，不断完善和传扬李氏三字经流派小儿推拿，使李氏推拿为更多的患儿解除病痛，为更多的家庭送去幸福，使李老生前遗留下的推拿技艺同他的德才一并绵延不息、造福海内。

在此我们深深感谢青岛市中医世家、原青岛市副市长周迪颐先生，青岛市卫生局老局长刘镜如先生，青岛市中医院老院长王世堂先生，山东中医药大学博士生导师、青岛市海慈医疗集团于俊生副院长，青岛市史志办邢延军处长，同时也深深地感谢青岛市老中医院其他给予《李德修三字经流派小儿推拿教程》编写支持与帮助的各位同仁。

鉴于传承基地编写人员的水平有限，本书的编写和整理之中难免有疏漏之处，望社会各界专家学者多多指点，互相交流，相互促进，共同学习。编者将不胜感激！

李氏三字经流派小儿推拿传承编委会

2016 年 5 月于青岛

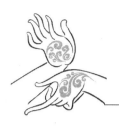

目　　录

第一章

李德修三字经流派小儿推拿的
起源与发展

〜〜〜〜〜〜〜〜〜〜〜〜〜〜〜〜〜〜〜〜〜〜〜〜〜〜

第一节　推拿与小儿推拿简介

推拿（massage），是中医古老的一种内病外治方法，中国传统中医学对推拿的认识是指施术者（医者）运用手的某一部位直接或者间接在患者身体上按经脉走行在相关穴位用推、拿、提、按、锤、打、捏、揉等手法进行治疗。推拿还有"按跷"、"如拊"、"眦摩"、"跷引"、"案杌"、"案抚"等诸多别称。具体运用手法包括推、拿、按、摩、揉、捏、点、捶、打、拍等，以期达到疏通经络、行气活血、扶伤止痛、驱邪扶正、阴阳调和、理筋散结、正骨复位等一系列较好的疗效。近些年来，推拿的运用从原先的医疗辅助手法逐渐发展进步，成为一些疾病的主要治疗方法，在疗效和学术上得到了中西方医学的广泛认可。

小儿推拿（infantile massage），是推拿学的一个分支，是建立在传统中医学儿科整体观念的基础上，以辨证施治、阴阳五行、脏腑经络等学说为理论指导，结合儿科生理和病理特点，运用各种手法刺激小儿穴位，使经络通畅、气血流通，以达到调整脏腑功能、治病和保健目的的一种治疗方法。

中医小儿推拿体系形成于明代，历经五百多年的盛衰，从曾几何时的衰败再次走向今日的兴盛。其特点和优越性就是以手代针、

1

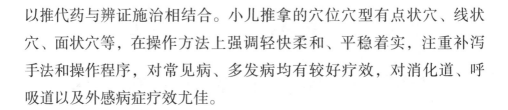

以推代药与辨证施治相结合。小儿推拿的穴位穴型有点状穴、线状穴、面状穴等，在操作方法上强调轻快柔和、平稳着实，注重补泻手法和操作程序，对常见病、多发病均有较好疗效，对消化道、呼吸道以及外感病症疗效尤佳。

第二节　推拿与小儿推拿的起源

在中国上下五千年的绚烂历史长河中，推拿与中国传统医学及西方医学相结合，不断壮大和完善，成为特定的治疗方式和专业学科。作为中医四大经典之首的《黄帝内经》首先记载了按摩治疗，因而《内经》也成为世界上最早记录推拿学的专著。尽管《汉书·艺文志》记载的《黄帝内经岐伯按摩十卷》早已失传，但幸经后世医家积累和整理——诸如张仲景在其《金匮要略》中率先对"膏摩"进行了总结，后经三国时期的华佗和晋代医家王叔和进一步完善以及葛洪的补充，使"膏摩"有了系统的证、法、方、药，形成了中国推拿学的早期雏形，为后世中医针灸推拿的发展以及小儿推拿的创立和繁荣奠定了基础。

唐代随着国家的繁荣发展，贞观之治、永徽之治和开元盛世的社会全盛也促成了中医推拿的发展进步。孙思邈在第一部医学百科全书《备急千金要方》中绘制五色"明堂三人图"。与此同时，孙思邈在《备急千金要方》中进一步完善和发展了"膏摩"治法的方药，使其主治范围得以扩大，尤其是书中记载了"小儿虽无病，早起常以膏摩囟上及手足心，甚辟风寒"，至今对中医儿科治病尤其是李德修先生生前治疗小儿脑瘫的推拿有着极为深远的指导价值。宋代，以钱乙《小儿药证直诀》的问世为标志，在唐代儿科推拿的基础上形成了较为全面的小儿推拿专科体系，同时增设了小儿方脉科，迎来中医小儿推拿的一次高峰。直至明代的 1601 年，中国第一部小儿推拿专著《小儿按摩经》问世，这是小儿推拿里程碑式的飞跃。而后又相继发行了《小儿推拿方脉活婴秘旨全书》、《小儿推拿秘诀》、《保婴神术按摩经》等诸多小儿推拿著作，使小儿推拿成为了真正意义上的医学技能型专业学科。

第三节　李德修三字经流派小儿推拿的形成与发展

清代光绪丁丑年（1877年），登州宁海（今山东牟平）人徐谦光著《推拿三字经》，创立推拿三字经流派。通治成人小儿之疾，以成人为主。

李德修（1893—1972年）自幼家境贫寒，17岁染疾，暴致耳聋。幸得《推拿三字经》，遂发奋苦读研修，继承了徐谦光先生三字经流派的精华，并在此基础上，潜心研究小儿推拿，是小儿推拿三字经流派的奠基人。李老诊病注重望诊，患儿一进诊室，他举目一望，即能说出患儿的主要病情，每使病家敬佩不已。临证施术以左上肢肘以下穴位为主，取穴主张少而精，一般不超过3～5个穴位，尤其擅长独穴治病，疗效显著。更为可贵的是，他勇于开拓，诲人不倦，使小儿推拿的理论和技法不断完善，发展成为山东小儿推拿三大派之一。

三字经流派小儿推拿的临床疗效高，手法简单易学，疗效可靠，可重复性强，深受群众的欢迎，其传承和发展之路却历尽艰辛和坎坷。从2008年开始李老的孙女李先晓女士及其儿媳娄堃带领李德修先生推拿传承后人，在社会各界医学知名人士的帮助下，开始了对李老生前硕果的搜集和整理，2010年李先晓主编的《李德修小儿推拿秘笈》由人民卫生出版社出版发行，得到了社会各界的广泛赞誉，此书整理了李老生前的主要推拿手法和三字经推拿口诀以及部分李老遗留下来的秘笈。这是作为传承人和后人的李先晓首次将李老生前的瑰宝公诸于世。李德修健康咨询中心也于当年成立。为了让更多的推拿爱好者学习李老的秘笈，更是为了让更多的患儿解除病痛，2015 年成立了李德修推拿职业培训学校。2016 年初，李德修三字经流派小儿推拿被山东省人民政府评为省级非物质文化遗产。同年 6 月，成立李德修非物质文化遗产传承工作室，为传承李老技法奠定了坚实的理论基础，为后续的流派传承形成源源不断的人才储备，使其技艺后断有人并发扬光大。

第二章

李德修三字经流派小儿
推拿相关理论

第一节　小儿的生理病理特点

一、生理特点

小儿的生理特点，一是"脏腑娇嫩，形气未充"。机体的五脏六腑、气血津液、筋肉骨骼等形态结构和生理功能，均处于幼稚嫩弱阶段，尚未发育成熟完善，古人谓之"稚阴稚阳"；二是"生机蓬勃，发育迅速"。小儿机体虽然幼嫩，却具有蓬勃发育的生长能力。从体格、智力以至脏腑功能，均不断向着完善成熟方向发展，犹如旭日初升，草木方萌，蒸蒸日上，欣欣向荣。古人把这种现象称之为"纯阳"。

二、病理特点

一是由于脏腑功能幼弱，对疾病的抵抗力较差，加以寒暖不能自调，饮食不知自节，易受外邪侵袭和饮食所伤；更不能耐受突然的刺激，容易受惊、生病。年龄越小，发病率越高。尤以呼吸系统和消化系统的疾病多见，传染病也多于成年人。

二是小儿发病后，病势变化迅速，邪气易盛，正气易虚，表现为"易虚、易实、易寒、易热"。例如偶患感冒，可很快发展成肺炎喘嗽，出现高热咳喘、唇青鼻煽、舌红苔黄的实热证。若医治不及时，出现面色青灰、四肢厥冷、重度紫绀、呼吸衰竭的内闭外脱之虚寒证，甚至导致夭折。又如饮食不当引起上吐下泻，当水谷邪气重滞肠胃的初期，可出现发热，腹满胀痛，呕吐酸腐，泻下臭秽，小便黄少，苔黄腻，脉滑实的实证。若吐泻不止，则阴津阳气同时衰竭，又急剧出现神昏肢厥、脉微欲绝的虚脱证。

三是由于小儿处于迅速生长发育之中，其生机旺盛、活力充沛，加之病因单纯，无情欲伤害，在疾病过程中，无悲观忧虑的情绪影响，病变虽快或病情较重，只要诊断正确，治疗及时，护理周到，则显效较快，易于康复。

第二节　李德修小儿疾病诊法、治疗特点

一、诊法特点

小儿疾病的诊断，是运用四诊（望、闻、问、切）八纲（阴阳、表里、寒热、虚实）辨证论治的。在四诊之中，以望诊为主，闻、问、切诊为辅。应将获得的四诊资料，加以综合分析，再结合小儿的生理病理特点，做出正确的诊断。婴儿不会说话，较大小儿也不能全面正确地诉述病情，故儿科有"哑科"之称。又因小儿手腕部短小，寸关尺三部难分，就诊时多哭闹，气息易乱，造成切脉不易准确。闻诊虽能反映一定病情，但范围狭窄。惟有望诊一般不受各条件限制，反映的情况比较可靠。小儿肌肤柔嫩，反应灵敏，病在其内必形于外，故通过望神色、形态、苗窍、斑疹、指纹、二便等可测知内脏的病变。

（一）望诊

小儿号为哑科，诊断独有特点，本派尤重望诊，例如《小儿无患歌》说："孩儿常体貌，情态喜安然，鼻内无清涕，喉中绝没涎，头如青黛染，唇似点朱鲜，脸芳花映竹，颊绽水浮莲，喜引方才笑，非时口不宣，纵哭无多哭，虽眠不久眠，意同波浪静，情若镜中天，此上多安吉，何愁疾病缠。"本派的诊查主要以望诊为主，李德修先生在望诊方面积累了丰富的经验，患儿一进诊室，李老举目一看，就能说出大部分患儿的病情。本派的传统望诊方法，是用温水洗净小儿的印堂，察看其青红黄白黑五色纹。此外，发为血之余，还可以察看头发的色状。眼为五脏精华之所聚，为精明表露之处，所以还可以察看眼睛。

1. **望情态**　先看精神状态。凡精神振作、目光有神、表情活泼、反应灵敏为无病表现或虽病亦轻。若精神萎靡、目光无神、表情呆滞、嗜睡或躁动为病势较重。

再看形态是否异常。翻滚哭叫或双手捧肚为急性腹痛。时时用手打头揉目为头痛头晕。呼吸喘促、张口抬肩、痰鸣哮吼多为哮喘。婴儿点头呼吸常属肺炎。颈项强直、角弓反张、四肢抽搐、两眼上翻概属惊风。头大项细、毛发焦稀、肚大青筋、肌肤羸瘦多属疳证。前囟及眼眶凹陷、皮肤缺乏弹性为腹泻脱水之征。头大囟开、颈软不举、眼珠下垂呈落日状见于脑积水。方颅发稀、囟门迟闭、鸡胸腿弯属佝偻病。小儿仰卧、上身动下身不动为瘫痪。下肢一侧或双侧软瘫、肌肉萎缩变细为小儿麻痹后遗症。

2. **望印堂**　以望小儿印堂的红青黑白黄五色纹脉为主。印堂有红色印筋为心肺有热，色紫为热甚。印堂、山根色青为肝经风热。印堂色黑为风寒入肾。印堂色白为肺经有痰。印堂色黄脾胃必伤。

3. **望面色**　正常小儿面色红润光泽。病态面色分五色主病。

面呈红色主热证。面目红赤、咽痛红肿为外感风热表证；面红高热、口渴引饮、溲赤便秘为里热实证；午后颧红伴潮热盗汗、手足心热为阴虚内热。

面呈青色主痛、主惊、主寒、主瘀。面唇青白、翻滚哭闹为里寒腹痛；面青无华、惊惕不安为惊恐；面青晦暗、神昏抽搐为惊风或痫证；面唇爪甲青紫、呼吸急促为重症肺炎或心衰。

面呈白色主虚、主寒。面色㿠白、乏力气促多是气虚；面白浮肿多见于肾病综合征或慢性肾炎；面色苍白无华、唇舌爪甲色淡白为贫血。

面呈黄色主湿、主虚。面黄肌瘦、腹胀纳呆为疳积；面黄无华、伴有白斑为蛔虫症；面目鲜黄如橘色为阳黄，见于黄疸型传染性肝炎；面目黄而晦暗为阴黄，多见于阻塞性黄疸；新生儿面目黄染，2周内自行消退者为生理性黄疸。

面呈黑灰色主病危、主痛、主中邪毒。承浆青黑主惊风。

4. 察舌　舌为心之苗。正常小儿为淡红舌薄白苔，红润光泽。舌质色红为热，深红为热重。色紫为瘀血。舌起红刺状如杨梅为猩红热。舌苔色白为寒。苔黄为热。苔厚腻为食积或痰湿，舌苔花剥如地图状为胃阴虚。热病剥苔为阴伤津亏。新生儿舌红无苔，婴儿的乳白苔属正常舌象。注意鉴别染苔。小儿吃某些食物、药品舌苔被染色，则不属病苔。如吃丹砂类丸药及红色糖果可染成红苔，吃橄榄、杨梅、石榴、咖啡、蜜制丸药可染成黑苔。吃蛋黄、枇杷、橘子及黄连等药物，可染成黄苔。染苔之着色，湿润而浮在苔的表面，经唾液冲刷可以褪去。小儿舌头伸出唇外，缓缓收回的为"吐舌"。舌体时露时收摆弄不止称"弄舌"。舌下肿起如小舌者称"重舌"。舌体肿大而硬，活动不灵称"木舌"。大都由于心脾蕴热、邪热上攻于口舌所致。

5. 察目　目为肝之窍，五脏六腑之精气皆上注于目，望目可知正常小儿目光有神，目无光彩则是病态。白睛红赤为风热上攻；白睛发黄为黄疸；白睛蓝斑为蛔虫症；眼泪汪汪、眼睛红赤为麻疹先兆；两目窜视、斜视或黑光满轮为肝风内动；目直视而睛不转者，为肝肾将绝；晨起，眼睑浮肿多为肾炎；睡时露睛为脾虚慢惊；目眶凹陷、哭而无泪为吐泻脱水或慢惊风；瞳孔散大而无反应为病危将终。

6. 察鼻　鼻为肺窍。鼻塞流清涕为外感风寒；涕浊而黄为风热犯肺；鼻衄为肺热或脾虚；鼻翼煽动、呼吸困难为肺气郁闭。鼻准属脾，红燥为脾热，淡黄为脾虚，惨黄为脾败。

7. 察口唇　唇口属脾。唇色淡白为气血两虚，见于贫血；唇红紫或红肿为脾胃有热；唇干燥裂咽部红肿疼痛，为风热上攻，见于扁桃体炎。咽喉红肿烂痛，伴全身痧疹密布为猩红热；咽痛微红有灰白色假膜且不易拭去为白喉。

8. 察耳　耳为肾窍。少阳胆经绕耳过。耳内肿痛流脓为肝胆湿热，见于中耳炎，以耳垂为中心的耳下漫肿疼痛为痄腮；耳尖青冷、耳背红纹隐现、伴发热者为麻疹先兆。

9. 察二阴、二便　肾开窍于二阴，主司二便。注意看外生殖器、尿道口及肛门有否异常。若外阴或臀部潮红有皮疹为尿布湿疹；男孩阴囊紧抱、着色深褐、状如核桃为先天肾气充沛；阴囊松弛为肾气不足或发热之象；阴茎水肿多见于肾病；小儿站立时阴茎肿大、卧时复原为疝气；阴囊肿大有波动感，透光试验阳性为水疝（鞘膜积液）。

肛门红肿热痛为大肠实热；便后脱肛多为气虚下陷；肛门瘙痒多为蛲虫；大便干带鲜血伴肛门痛者多为肛裂。

诊病时小儿排便，医者应亲自察看。大便燥结为实热伤津；大便稀夹有奶瓣味酸臭为内伤乳食；泻下黄水、暴注下迫、味臭秽为湿热内滞；大便清稀、带泡沫、有黏液为外感风寒；泻下赤白黏冻、伴里急后重为痢疾；婴儿阵发性哭闹、大便果酱色，须防肠套叠。

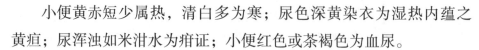

小便黄赤短少属热，清白多为寒；尿色深黄染衣为湿热内蕴之黄疸；尿浑浊如米泔水为疳证；小便红色或茶褐色为血尿。

此外，应注意有无瘀斑、皮疹。凡斑疹以红活荣润为佳，色淡者为正气不足，红紫者为热毒内盛。

10. 看指纹（虎口三关）　看指纹（虎口三关）时，要将小儿抱于向光处，检查者用左手食指、拇指握住小儿食指末端，用右手拇指在小儿食指桡侧从命关向风关（从指根至指尖）轻轻按推几次，使指纹显露。

指纹辨证纲要，可以归纳为"浮沉分表里，红紫辨寒热，淡滞定虚实，三关测轻重"。浮指指纹浮现，显露于外，主病邪在表；沉指指纹沉伏，深而不显，主病邪在里。纹色鲜红浮露，多为外感风寒；纹色紫红，多为邪热郁滞；纹色淡红，多为内有虚寒；纹色青紫，多为瘀热内结；纹色深紫，多为瘀滞络闭，病情深重。指纹色淡，推之流畅，主气血亏虚；指纹色紫，推之滞涩，复盈缓慢，主实邪内滞，如食积、痰湿、瘀热等。三关是就指纹长短而言，纹在风关，示病邪初入，病情轻浅；纹达气关，示病邪入里，病情较重；纹进命关，示病邪深入，病情加重；纹达指尖，称透关射甲，若非一向如此，则可能提示病情危重。

（二）闻诊

包括听声音、嗅气味两个方面。运用听觉，辨别小儿的啼哭、语言、呼吸、咳嗽等声音。利用嗅觉，辨别其口气、大小便、痰液、呕吐物的气味，以判断寒热虚实，帮助诊断。

（三）问诊

儿科问诊是问患儿的父母或保育员，了解病史和症状表现。应结合小儿病理特点，如外感多热病，内伤多饮食，起病急，病变快，还要注意四季的传染病。先问患儿的主要病痛，辨明主症的性质。问明起病的时间和发病的过程。问明出生史、既往史、预防接种史等。也可按着十问的内容询问：一问寒热、二问汗、三问头身、四问二便、五问饮食、六问胸腹、七问睡眠、八问病因、九问个人史、十问接种预防史。

李氏儿科问诊特点如下：

1. 问二便　主要问便的次数和形、色、质、量。新生儿出生24小时内排出的大便称为胎便。胎便呈暗绿色或赤褐色，黏稠无臭味。

人乳喂养的大便呈卵黄色，稠度均匀，稍带酸臭味，每天可有数次，偶排绿色粪便或混有乳凝块以及少量黏液亦属正常。

牛乳、羊乳喂养的小儿大便呈淡黄色或带白色，较坚硬，微臭，赤白黏冻为湿热积滞；便秘不通或干燥难排，多为内有实热或阴虚津亏；便时哭吵，多为腹痛。

小便频数，便时腹痛，为湿热下注，常见尿路感染，小便刺痛，痛而不减，或排出砂石，为泌尿道路结石；夜尿清长为肾亏，遗尿多为肾阳亏虚，下元不固。

2. 问饮食　发热口渴多饮或渴喜冷饮，为热证；发热口不渴，为寒证；渴不欲饮或渴喜热饮，多为夹湿。纳呆腹胀，多为伤食积滞；纳呆腹泻多为脾不健运；嗜食形瘦，大便不化，为胃强脾弱；嗜食形瘦，腹痛，多为虫积。

3. 问睡眠　正常小儿睡眠安静为佳。年龄越小睡眠时间越长；烦躁少寐，汗多。头大发稀少，青筋暴露，多见于佝偻病；睡中磨牙多为消化不良或虫积；温病嗜睡为昏睡，为邪入心包或痰蒙清窍所致；慢脾惊最早的症状往往是昏昏欲睡，伴恶心呕吐，不思饮食。

4. 问个人史　包括生产史、喂养史、生长发育史三个方面。其中生产史包括胎次、产次、是否足月，顺产或者难产，接生方式，出生时情况，以及母乳期营养和健康状况，这一项对新生儿和小儿特别重要，医生需及时、耐心、全面地询问小儿的父母及其他家人。

喂养史包括：喂养方式和辅助食品添加情况，对于生长期的小

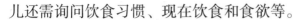

儿还需询问饮食习惯、现在饮食和食欲等。

发育史包括：体格发育，智力发育，如坐、立、行、走以及语言出现时间，若小儿已经入学，则还应当了解小儿学习情况以推测智力的发育。

预防接种史：包括水痘，结核杆菌，麻疹减毒活疫苗，以及百日咳、白喉、乙脑、流脑、小儿麻痹症、伤寒、霍乱等疫苗的预防及接种，并记录好接种时间和接种时的反应。

（四）切诊

李氏儿科切诊包括切脉和按诊（触诊、叩诊），是中医儿科辨病和辨证的重要手段，更是现代医学和中医传统医学不可缺少的重要诊断手段。

1. 切脉　诊小儿脉，与成人有所不同，因小儿寸口部位狭小，难分寸关尺三部。此外，小儿临诊时容易惊哭，惊则气乱，脉气亦乱，故难于掌握，后世医家多以一指总候三部。操作方法是医生用左手握小儿手，再用右手大拇指按小儿掌后高骨脉上，以定息数。对四岁以上的小儿，则以高骨中线为关，以一指向侧滚转寻三部；七八岁可以挪动拇指诊三部；九至十岁以上，可以次第下指依寸关尺三部诊脉；十六岁则按成人三部诊脉进行。（小儿脉，呼吸八至者平，九至者伤，十至者困。诊小儿脉法，多雀斗，要以三部脉为主，若紧为风痫，沉者乳不消，弦急者客忤气。小儿是其日数应变蒸之时，身热而脉乱，汗不出，不欲食，食辄吐哯者，脉乱无苦也。小儿脉沉而数者，骨间有热，欲以腹按冷清也。小儿大便赤，青瓣，飧泄，脉小，手足寒，难已；脉小，手足温，易已。小儿病困，汗出如珠，著身不流者，死。小儿病，其头毛皆上逆者，必死。二间青脉起者，瘈痛。小儿病而囟陷入，其口唇干，目皮反，口中出冷气，足与头相抵，卧不举身，手足四肢垂，其卧正直如缚，其掌中冷，皆死。至十日，不可复治之。（晋·王叔和《脉经·平小儿杂病证第九》）

正常小儿脉象平和，较成人频数，年龄越小，脉搏越快。一般按照成年人一次呼吸定息，其脉来六次为常脉，超过六次则为数脉，不足六次则为迟脉，岁数渐增则脉搏次数相对减少。小儿脉搏以入睡和安静时较为准确。

例如：新生小儿：120～140次（以每分钟计，合成人每次呼吸7～8次）。

一岁小儿：110～120次（以每分钟计，合成人每次呼吸6～7次）。

四岁小儿：110次（以每分钟计，合成人每次呼吸6次）。

八岁小儿：90次（以每分钟计，合成人每次呼吸5次）。

十四岁小儿：75～80次。

小儿脉象主病，以浮、沉、迟、数定表、里、寒、热，以有力无力定虚实，不详求二十八脉。还需指出，小儿肾气未充，脉气止于中候，不论脉体素浮素沉，重按多不见，若重按乃见，便与成人的牢实脉同论，结代脉多见于心脏病患儿或者心脏受损患儿。

2. 按诊 主要是按压和触摸皮肤、淋巴结、头、项、颈、胸、背、腹、胁和四肢躯干等部位，以诊察其生长发育情况，并诊其冷热、软硬、凹凸等程度，以利于医者对于小儿寒热和虚实的病情判断。

皮肤：主要了解寒、热、汗的情况。肢冷多汗为阳气不足；皮肤热而无汗为风热表实；手足心灼热多为阴虚内热，也有阳明实热的。皮肤按之凹陷为水肿之证；皮肤干燥而缺少弹性，常为失水之象。

淋巴：正常小儿颈项部、枕骨下、腹股沟处常可扪及黄豆大小淋巴结，质软无粘连，不可作为病理标志。但颈下、腋下、锁骨上部则不应该扪及淋巴结。颈项两侧可有少许淋巴结，若发热肿大，按之疼痛为"痰毒"，可见于急性淋巴结炎；如接连成串珠样，质地较为坚硬则为"瘰疬"，常为结核性淋巴结炎。

头项部：小儿在18个月内，颅囟未闭合，按之柔软，稍有凹陷，为正常生理标志。若凹陷如坑，成为囟陷，多属先天禀赋不足或泄泻失水。若痛肿凸表，称为囟填，多因火热上冲，亦可由气血痰火凝聚而成。颈项两侧如有核肿大，按之微移动的，多属痰核；如连珠成串、按之不动的，则为瘰疬。

胸、背、胁、腹部：胸、背、胁、腹为脏腑的外廓，胸背属肺，胸膺属心，右胁属肝，左胁属脾，大腹属肠胃，腰部属肾。按之各部，以协诊断。胸部以双侧对称，不高不陷，按之不痛，叩之声音清亮的为正常。若拒按而硬痛的多属结胸；不痛而凸起的为鸡胸；胸高气促，按之灼热的，多属肺热痰喘；脊背高突，按之不痛的多属龟背。

小儿腹部柔软温和，按之不胀不痛为正常。腹痛喜按，按之痛减为虚痛。若为实痛则腹痛拒按，按之胀痛加剧。腹部胀满而叩之为鼓音，多为气滞；腹部胀满兼叩之有转移性浊音，多为腹内积水。腹部触诊须在小儿不哭时进行。正常小儿腹部略微隆起，肝脏每能触及，脾脏则不能扪及。腹部有压痛时，检查应从无痛处开始，最后再检查痛处，以免小儿腹肌突然收缩影响检查效果，在检查时，应当边检查边注意小儿表情，以推测痛处。

四肢和其他部位的检查：四肢按诊主要是通过诊察手足、四肢、脊椎有无畸形、关节肿胀、杵状指以及手足的冷热情况。手背及胸背部灼热的，多属新感证，手心及小腹部发热的多属于里热证。指冷身热多属于风寒初感；中指独冷兼耳、臀部亦冷的应以紧急病情处理。四肢厥冷为阳气衰微，应当与热深厥深加以鉴别。

小儿神经系统检查：要注意某些典型的病理反射和病情反应，例如划足底试验（巴宾斯基征），在1~2岁以前的正常小儿可呈阳性，不属于病态。四肢痉挛抽动为惊风之证；一侧或两侧肢体细软无力，活动障碍，可见于脊髓灰质炎后遗症。此外，按压下肢胫骨面，如出现凹陷的也多诊断为水肿。

二、治 疗 特 点

李德修老先生根据五行生克的原理，指出五脏的相互关系，来指导诊断与治疗。肾水生肝木，肝木生心火，心火生脾土，脾土生肺金，肺金又生肾水；反之，则水克火，火克金，金克木，木克土，土又克水。见图2-1，表2-1。

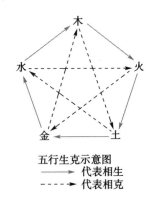

五行生克示意图
⟶ 代表相生
----→ 代表相克

图2-1 五行生克示意图

表2-1 五行属性归类表

自然界							五行	人体								
五音	五味	五色	五化	五气	五方	五季		五脏	六腑	五官	形体	情志	五声	变动	五华	五脉	五液
角	酸	青	生	风	东	春	木	肝	胆	目	筋	怒	呼	握	爪	弦	泪
徵	苦	赤	长	暑	南	夏	火	心	小肠	舌	脉	喜	笑	忧	面	洪	汗
宫	甘	黄	化	湿	中	长夏	土	脾	胃	口	肉	思	歌	哕	唇	缓	涎
商	辛	白	收	燥	西	秋	金	肺	大肠	鼻	皮	悲	哭	咳	毛	浮	涕
羽	咸	黑	藏	寒	北	冬	水	肾	膀胱	耳	骨	恐	呻	栗	发	沉	唾

（一）五行的正常调节机制

五行的生克制化规律是五行结构系统在正常情况下的自动调节机制。

1. 相生规律 相生即递相资生、助长、促进之意。五行之间互相滋生和促进的关系称作五行相生。五行相生的次序是：木生火，火生土，土生金，金生水，水生木。

在相生关系中，任何一行都有"生我"、"我生"两方面的关系，《难经》把它比喻为"母"与"子"的关系。"生我"者为"母"，"我生"者为"子"。所以五行相生关系又称"母子关系"。以火为例，生"我"者木，木能生火，则木为火之母；"我"生者土，火能生土，则土为火之子。余可类推。

2. 相克规律 相克即相互制约、克制、抑制之意。五行之间相互制约的关系称之为五行相克。五行相克的次序是：木克土，土克水，水克火，火克金，金克木，木克土。这种克制关系也是往复无穷的。木得金敛，则木不过散；水得火伏，则火不过炎；土得木疏，则土不过壅；金得火温，则金不过收；水得土制，则水不过湿。皆气化自然之妙用。

在相克的关系中，任何一行都有"克我"、"我克"两方面的关系。《黄帝内经》称之为"所胜"与"所不胜"的关系。"克我"者为"所不胜"。"我克"者为"所胜"。所以，五行相克的关系，又叫"所胜"与"所不胜"的关系。以土为例，"克我"者木，则木为土之"所不胜"。"我克"者水，则水为土之"所胜"。余可类推。

3. 制化规律 五行中的制化关系，是五行生克关系的结合。相生与相克是不可分割的两个方面。没有生，就没有事物的发生和成长；没有克，就不能维持正常协调关系下的变化与发展。因此，必须生中有克（化中有制），克中有生（制中有化），相反相成，才能维持和促进事物相对平衡协调和发展变化。五行之间这种生中有制、制中有生、相互生化、相互制约的生克关系，称之为制化。

其规律是：木克土，土生金，金克木；火克金，金生水，水克火；土克水，水生木，木克土；金克木，木生火，火克金；水克火，火生土，土克水。

以相生言之，木能生火，是"母来顾子"之意，但是木之本身又受水之所生，这种"生我"、"我生"的关系是平衡的。如果只有"我生"而无"生我"，那么对木来说，会形成太过，宛如收入与支出不平衡一样。另一方面，水与火之间，又是相克的关系，所以相生之中，又寓有相克的关系，而不是绝对的相生，这样就保证了生克之间的动态平衡。

以相克言之，木能克土，金又能克木（我克、克我），而土与金之间，又是相生的关系，所以就形成了木克土、土生金、金又克木（子复母仇）。这说明五行相克不是绝对的，相克之中，必须寓有相生，才能维持平衡。换句话说，被克者本身有反制作用，所以才能够保持正常的平衡协调关系。

（二）五行的异常调节机制

五行结构系统在异常情况下的自动调节机制为子母相及和乘侮胜复。

1. 子母相及 及，影响所及之意。子母相及是指五行生克制化遭到破坏后所出现的不正常的相生现象。包括母及于子和子及于母两个方面。母及于子与相生次序一致，子及于母则与相生的次序相反。如木行，影响到火行，叫做母及于子；影响到水行，则叫做子及于母。

2. 相乘相侮 相乘相侮，实际上是反常情况下的相克现象。

（1）相乘规律：乘，即乘虚侵袭之意。相乘即相克太过，超过正常制约的程度，使事物之间失去了正常的协调关系。五行之间相乘的次序与相克同，但被克者更加虚弱。

相乘现象可分两个方面：其一，五行中任何一行本身不足（衰弱），使原来克它的一行乘虚侵袭（乘），而使它更加不足，即乘其虚而袭之：如以木克土为例：正常情况下，木克土，木为克者，土为被克者，由于它们之间相互制约而维持着相对平衡状态。异常情况下，木仍然处于正常水平，但土本身不足（衰弱），因此，两者之间失去了原来的平衡状态，则木乘土之虚而克它。这样的相克，超过了正常的制约关系，使土更虚，治疗应以补土为主。其二，五行中任何一行本身过度亢盛，而原来受它克制的那一行仍处于正常水平，在这种情况下，虽然"被克"一方正常，但由于"克"的一方超过了正常水平，所以也同样会打破两者之间的正常制约关系，出现过度相克的现象。如仍以木克土为例：正常情况下，木能制约土，维持正常的相对平衡，若土本身仍然处于正常水平，但由于木过度亢进，从而使两者之间失去了原来的平衡状态，出现了木亢乘土的现象，治疗应以抑木为主。

"相克"和"相乘"是有区别的，前者是正常情况下的制约关系，后者是正常制约关系遭到破坏的异常相克现象。在人体，前者为生理现象，而后者为病理表现。但是近人习惯将相克与反常的相乘混同，病理的木乘土，也称木克土。

（2）相侮规律：侮，即欺侮，有恃强凌弱之意。相侮是指五行中的任何一行本身太过，使原来克它的一行，不仅不能去制约它，反而被它所克制，即反克，又称反侮。

相侮现象也表现为两个方面，如以木为例：其一，金原是克木的，但由于木过度亢盛，则金不仅不能去克木，反而被木所克制，使金受损，这叫木反侮金，治疗以泻肝为主。其二，当木过度衰弱时，金原克木，木又克土，但由于木过度衰弱，则不仅金来乘木，而且土亦乘木之衰而反侮之。习惯上把土反侮木称之为"土壅木郁"，治疗以养肝体，疏肝用为主。

相乘相侮均为破坏相对协调统一的异常表现。乘侮，都凭其太过而乘袭或欺侮。"乘"为相克之有余，而危害于被克者，也就是某一行对其"所胜"过度克制。"侮"为被克者有余，而反侮其克者，也就是某一行对其"所不胜"的反克。为了便于理解，我们将乘侮分别开来一一加以分析：实际上，相乘和相侮是休戚相关的，是一个问题的两个方面，如木有余而金不能对木加以克制，木便过度克制其所胜之土，这叫做"乘"，同时，木还恃己之强反去克制其"所不胜"的金，这叫做"侮"。反之，木不足，则不仅金来乘木，而且其所胜之土又乘其虚而侮之。所以说："气有余，则制己所胜而侮所不胜，其不及，则己所不胜侮而乘之，己所胜轻而侮之"（《素问·五运行大论》）。

3. 胜复规律　胜复指胜气和复气的关系。五行学说把由于太过或不及引起的对"己所胜"的过度克制称之为"胜气"，而这种胜气在五行系统内必然招致一种相反的力量（报复之气），将其压抑下去，这种能报复"胜气"之气，称为"复气"，总称"胜复之气"。"有胜之气，其必来复也"（《素问·至真要大论》）。如木气太过，作为胜气则过度克土，而使土气偏衰，土衰不能制水，则水气偏胜而加剧克火，火气受制而减弱克金之力，于是金气旺盛起来，把太过的木气克伐下去，使其恢复正常。反之，若木气不足，则将受到金的过度克制，同时又因木衰不能制土而引起土气偏亢，土气偏亢则加强抑水而水气偏衰，水衰无以制火而火偏亢，火偏亢则导致金偏衰而不能制木，从而使不及的木气复归于平，以维持其正常调节状态。故曰："形有胜衰，谓五行之治，各有太过不及也。故其始也，有余而往，不足随之，不足而往，有余从之"（《素问·天元纪大论》）。

胜复的调节规律是：先有胜，后必有复，以报其胜。"胜气"重，"复气"也重；"胜气"轻，"复气"也轻。由于五行为单数，所以对于任何一行，有"胜气"必有"复气"，而且数量上相等。故曰："有重则复，无胜则否"（《素问·至真要大论》），"微者复微，甚则复甚"（《素问·五常政大论》）。这是五行运动的法则。通过胜复调节机制，使五行结构系统整体在局部出现较大不平衡的情况，进行自身调节，继续维持其整体的相对平衡。

总之，五行结构系统具有两种调节机制，一为正常情况下的生克制化调节机制，一为异常情况下的胜复调节机制。通过这两种调节机制，形成并保障了五行结构系统的动态平衡和循环运动。

例如肝木能生心火，肝为母而心为子，肝主藏血，心又为主血的脏器，肝的功能良好，因其充筋的力量而血行通畅，则心君安奉，就起了木能生火的作用；又如心血不足，肝亦不得其养而躁，又是子病影响及母了。心血充足，得以荣脾，则脾运健旺，这就是火能生土的作用。君火下照，日丽中天，力能生土，命门相火安其位而水不上泛，也有益于脾土。反之，脾虚胃弱，纳减食少，不能生血，心脏也必然受到影响。这又是子病影响到母了。脾土为中宫，肺主清肃，位居中宫之上，畏热畏寒，赖中央中和之气以为养。肺又为贮痰之器，中宫健运水湿，则痰不生而肺得宁静，这些都是土生金的作用；反之，肺为华盖，复于中宫之上，肺有病也必然影响其母。肾为水火之脏，肺为水之源，肺的功能良好，肾亦得其益，这就是金生水的作用。肾阴不足，也能影响到肺，命门火衰则水泛为痰，肾不纳气则吸不归根，肺就要受其害，这就是肺肾的母子关系。肾水能涵养肝木，使肝脏柔而不燥，功能正常，这就是水生木，如肾阴不足，水不涵木，化火生风，这是相生作用和母子关系的简要说明。

五脏乘侮也是如此。心气不足，心中惕惕，无端惊恐，精神失常，意志不定，或为怔忡健忘神经衰弱的症状，水气上逆，火畏水刑而惊悸，这就是水克火的情况，心火太盛，则肺被熏灼，是为火克金。肺金肃降太过，而肝阳被郁，这就是金克木；肝太旺必然上逆而使胃气不降，消化不良，这就是木克土；土盛壅塞，制水太过，肾受其害，这就是土克水。但如被克的一脏过盛，也会反过来侮犯克他的一脏。

治疗方面，如脏不宜补时，虚则补其母，如肝虚可以补肾；实则泄其子，如肝火太盛，除清肝外，也可以用清心的穴兼清心火；又如知木能克土，肝病可以先实脾，防病传脾，《金匮要略·脏腑经络先后病脉证篇》说："夫治未病者，见肝之病，知肝传脾，当先实脾；四季脾王不受邪，即勿补之。中工不晓相传，见肝之病，不解实脾，惟治肝也。"这些道理，早有阐发，而在推拿的诊治方面则更为有用。总之，人体各脏腑是互相关联而不是孤立的，治疗时不要专顾治其本脏，还要顾到它所影响和影响它的其他各脏，利用其相互关系灵活运用，而得到良好的效果。方剂是如此，推拿的取穴更是如此。掌握了这个原则，在选穴治疗时就可左右逢源，绝不是头痛医头，脚痛医脚了。本派采用的穴位本不甚多，而在生克作用上充分运用，少而精，以简驭繁，取得良好的疗效。

第三节 小儿推拿的适应证和禁忌证

小儿推拿的适应证很广泛。儿科常见病、一部分传染病，如麻疹、水痘、百日咳等，皆可用推拿治疗。对感冒、咳嗽、发热、腹泻、呕吐、厌食、口疮、夜啼、惊风、脱肛等疗效更为显著。传统小儿推拿主要用于6岁以下的儿童。

禁忌证有骨折、脱臼、皮肤疮疡、创伤出血等。危重病儿不宜单独使用推拿，须采取综合疗法。

第四节 小儿推拿的注意事项

1. 医者应态度和蔼，细心耐心，取穴准确，手法熟练，操作认真。室内应空气流通，安静整洁，室温适宜，不可过凉过热。推拿后注意避风，以免复受外邪，加重病情。

2. 施术前洗手，修短指甲。在严寒季节，医者双手不可过凉，以免使患儿产生惊惧，造成操作时的困难。

3. 患儿的姿势，坐卧均可，以舒适自然为准。无论男女，只推拿左手各部穴位。

4. 操作手法，轻重适宜，用力均匀，对易引起患儿恐惧和哭闹的强刺激性手法，应最后操作，如拿列缺、提捏大椎等。

5. 备好滑润剂——滑石粉。为了防止擦伤皮肤和提高疗效，在推拿时必须事先在手上蘸一些滑石粉，以起到滑润皮肤、增强手法的作用，特别是采用"独穴"多推时，更为适用。

第五节　李德修小儿推拿综合辨证

一、八纲辨证

八纲是指表、里、寒、热、虚、实、阴、阳八个中医辨证的纲领。八纲辨证是医生对四诊所收集的病情资料，运用八纲进行分析综合，从而辨别现阶段病变部位的浅深、疾病性质的寒热、邪正斗争的盛衰和病证类别的阴阳，以作为辨证纲领的方法。小儿推拿的诊断和手法也不外八纲辨证。

（一）小儿表里辨证

有一份恶寒，即有一份表证。（清·俞根初《重订通俗伤寒论·表里寒热》）

表里是辨别病位内外深浅的一对纲领。

辨小儿病位表里：皮毛、肌腠、经筋、经络——表，轻浅

　　　　　　　　脏腑、骨髓、血液——里，深重

辨小儿病情趋势：由表入里——病势进

　　　　　　　　由里出表——病势退

（二）小儿寒热辨证

寒热的概念：寒和热是辨别疾病性质的一对纲领。寒证是一组以寒象为主要表现的症状；热证是一组以热象为主要表现的症状。寒证与热证与临床表现中相对应的恶寒和发热有一定的区别，临床诊断中应该注意辨证区分。

李德修医师认为寒证与热证是对儿科疾病本质的判断，而恶寒、发热是具体的症状。恶寒常是表寒证，畏寒常是里寒证。恶寒与畏寒的辨证重点是恶寒加盖衣被或近火取暖寒冷不减，畏寒加盖衣被或近火取暖则寒冷得减。

（三）小儿虚实辨证

李德修医师认为虚实是辨别小儿疾病邪正盛衰的纲领，它可以较为准确地反映病变过程中人体正气的强弱和致病邪气的盛衰。

（四）小儿阴阳辨证

李德修医师认为阴阳是证候分类的总纲，是儿科辨证的总纲领。

1. 阳病证　若小儿见兴奋，躁动，亢进，明亮等表现的为表证，热证，实证；症状常表现为向外的，向上的，容易发现的；病邪性质为阳邪致病，病情变化较快。

2. 阴病证　若小儿症见抑制，沉静，衰退，晦暗等表现的里证，寒证，虚证；症状常表现为向内的，向下的，不易发现的；病邪性质为阴邪致病，病情变化较慢。

二、李德修运用阴阳总纲辨别小儿
阴阳盛衰和虚实寒热

李德修医师认为由阴阳偏胜引起的小儿疾病常为相对应的阴阳实证，由阴阳偏衰引起的小儿疾病常为相对应的阴阳虚证。

（一）阴阳盛衰辨虚实

1. 阴阳偏胜（邪气胜则实）

阳胜则热：是指阳邪侵犯人体，使机体阳气亢盛所致的一类病证（实热证），如：急性温热病初起，高热、面赤、烦躁、易怒、脉洪数、失眠、多梦、易惊、渴喜冷饮、小便短赤有时黄、大便干或便秘、舌红苔薄黄或黄厚腻。即所谓（阳胜则热），阳盛则阴病，治疗原则——热者寒之，推拿以泻热为主。

阴胜则寒：是指阴气侵犯人体，使机体阴气亢盛所致的一类病证（实寒证），如：恶寒肢冷、脘腹冷痛拒按、舌苔薄白、脉迟或紧、小便清长、便溏（阴胜则寒），阴盛则阳病，治疗原则——寒者热之，推拿以祛寒为主。

2. 阴阳偏衰（精气夺则虚）

阴虚则热：是指阴液（包括精、血、津液）亏损，阴不制阳，导致阴相对亢盛，功能虚性亢奋，从而出现潮热、盗汗、五心烦热、颧红、口干舌燥、舌红、少苔、脉细数或虚数等病理现象，属虚热证，治疗原则：阳病治阴——壮水之主，以制阳光。

阳虚则寒：指人体阳气虚损，全身功能衰退，阳不制阴，则阴相对偏亢，出现热量不足的虚寒性病理现象。可见面色苍白、畏寒肢冷、脘腹冷痛、喜温喜按、渴喜热饮、大便清稀、倦怠乏力、神疲懒言、苔白、脉虚无力等病理现象，属虚寒证，治疗原则：阴病治阳——益火之源，以消阴翳。

3. 阴阳互损（阳损及阴、阴损及阳）

疾病发生和发展的过程中，机体的阴阳任何一方虚损到一定程度，常会导致对方的不足，如：阴损及阳，阳损及阴，最后导致阴阳两虚。

例如：人的气血分属阴阳，相对而言，气为阳，血为阴，气虚可以导致血虚，血虚也可以导致气虚，最终导致阴阳两虚，是为阳损及阴。

（二）李德修辨别小儿实热和虚热、实寒和虚寒

1. 辨小儿实热虚热　两者都属于热证的范畴，均有发热、口渴、舌红、脉数等一系列热证的症状表象。

实热以邪热有余为主，病势急重，多为高热，症见壮热面赤，烦渴多饮，鼻流黄涕或咳吐黄热痰，舌红苔黄，脉洪数或滑数等临床表现。

虚热证以阴液亏虚为主，病久势缓，多为低热，症见两颧潮红、五心烦热、盗汗、舌红少苔（少津）、脉细数等临床表现。

2. 辨小儿虚寒实寒　主要是从疼痛性质与症状这两方面入手。

（1）疼痛性质不同：实寒为剧烈疼痛，拒按；虚寒为隐隐作痛，喜揉喜按。辨别小儿疼痛位置的标志是小儿啼哭时手时常按压或拍打身体的某一部位。

（2）症状不同：实寒是寒气侵犯人体局部或直中脏腑引起的疾病，除了局部冷痛、痛势较急外，没有全身症状。虚寒则兼有各脏腑功能的衰退，常有神疲乏力，少气懒言，倦怠嗜睡，精神不振，食少纳呆，大便溏泄，精遗滑泻等症状。

第三章

李德修三字经流派小儿推拿的特点

取穴少、用独穴、只推左上肢肘以下穴位；推拿时间长，手法简练，疗效较高；操作方便，患儿易于接受，是小儿推拿三字经流派的基本特点。

1. 取用穴位少　临证取穴一般不超过 3～5 个穴位，尤擅用独穴治病。李德修先生认为，穴位是人体脏腑经络气血的聚集点，同时也是疾病的反应点，通过推拿的刺激，产生通经络、活气血、消瘀滞、扶正气、祛病邪的治疗作用。暖穴能催动人身生热的能力；凉穴能加强人体的排泄能力。因此，取穴必须少而精。李德修先生拟出治疗部分小儿常见病的基础方。如治外感病、肺系疾病基础方：清肺平肝、天河水；脾胃病基础方：八卦、清胃、天河水；脑病、惊风基础方：阳池、二马、小天心等。

2. 用"独穴"　所谓独穴治病，就是在一定的情况下，只用一个穴位，推时长，以得效为度，用以治疗急性病效果最好。《推拿三字经》指出："治急病，一穴良，大数万，立愈恙，幼婴者，加减量。"徐谦光所用独穴 26 个，"今定独穴，以抵药方：分阴阳为水火两治汤；推三关为参附汤；退六腑为清凉散；天河水为安心丹；运八卦为调中益气汤；内劳宫为高丽清心丸；补脾土为六君子汤；揉板门为阴阳霍乱汤；清胃穴为定胃汤；平肝为逍遥散；泻大肠为承气汤；清补大肠为五苓散；清补心为天王补心丹；清肺金为养肺救

26

燥汤；补肾水为六味地黄丸；清小肠为导赤散；揉二马为八味地黄丸；外劳宫为逐寒返魂汤；拿列缺为回生散；天门入虎口为顺气丸；阳池穴为四神丸；五经穴为大圣散；四横纹为顺气和中汤；后溪穴为人参利肠丸；男左六腑为八位顺气散；女右三关为苏合香丸"。现在临床常用的独穴有：外劳宫、二马、清补大肠、揉板门、补脾、清肺、平肝、阳池、一窝风、运八卦、推三关、退六腑、清胃、四横纹、清补脾、清大肠、小天心、天河水、列缺、清脾等。例如外劳宫一穴，多推久推治疗蛔虫性肠梗阻；一窝风治疗风寒腹痛；揉二马退虚热；平肝治慢惊；揉板门治上吐下泻；清胃治呕吐；揉阳池治头痛等。凡是久推无害、疗效明显的穴位，都可用作独穴。

3. 推拿时间长　每个穴位一次需要推 5～15 分钟。1～3 岁的小儿，治疗 1 次，一般需要 30 分钟左右。

4. 手法简单　推拿手法只用推、拿、揉、运、捣、掐、分、合八法。容易掌握，运用方便。要求推拿时手法熟练，操作正确，精神集中，轻重快慢适当，用力匀称，绵绵不断，扎实稳定，不可飘浮，方可取效。

5. 治病疗效高　推拿治病的疗效，取决于辨证、取穴、手法、时间 4 个方面。辨证运用四诊八纲，在四诊之中，首重望诊。"小婴儿，看印堂，五色纹，细心详。""色红者，心肺恙。""色青者，肝风张。""色黑者，风肾寒。""色白者，肺有痰。""色黄者，脾胃伤。"这些理论至今对临床仍有指导意义。李德修先生曾说："取穴少，推得时间长，是我们这一派推拿法的特点。靠这一特点，临床才能收到更好的疗效。"

第四章

李德修三字经流派小儿推拿
基本手法及穴位考订

第一节 基本手法

一、推 法

推法是在穴位上用拇指外侧面或螺纹面，或食指、中指、无名指的掌面，按着穴位的皮肤，以固定的幅度频率向前、向后或来回往复推移，也就是有规律地、轻重均匀地连续直线摩擦（图4-1）。

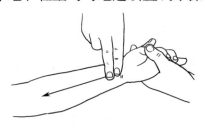

图4-1 推法

一般情况下，离心的方向为清，向心的方向为补，来回往复为清补。但也有例外，如推天河水一穴，其方向是向心的，但是属于清法。推法要轻而不浮，快而着实。总的要求是"持久、有力、均匀、柔和"。推动的速度要比较快，力量的轻重，要据患者年龄的大小与体质的强弱而定，原则是不使皮肤发红发炎为度。推肘时，蘸一点滑石细粉，以取滑利，其他手法有摩擦性的皆同。

二、拿　　法

拿法是以拇食两指或并用中指，夹住穴位同时用力卡拿（图4-2）。要刚中有柔，刚柔相济。本派推拿该手法专用于列缺穴，是一种强烈刺激的手法，用于发汗、醒神、激活神经、抑制癫狂等治疗。

三、揉　　法

揉法是以医者的手指按在操作的穴位上，不离其处而旋转揉动，一般是用拇指或中食两指的掌面揉之，左揉右揉同数，左揉主升，右揉主降，其作用多偏于补，也含有清补的作用（图4-3）。推法用于线状的穴位，揉法则用于点状的穴位，两者同是最常用的手法。

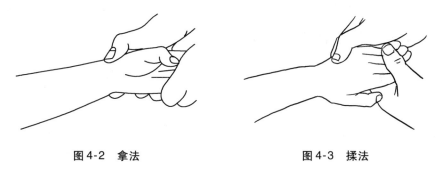

图4-2　拿法　　　　　　　　　　　图4-3　揉法

四、捣　　法

捣法是屈医者的中指或无名指，以其手背一面近掌之第一指节在穴位处均匀地捣打（图4-4）。向离心的方向为下捣，向向心的方向为上捣，向身体左侧的方向捣下为左捣，向身体右侧的方向捣下为右捣。作用在于矫筋脉的拘急或偏胜，总的效能是升降与矫正。如患急喘、实火、惊悸，也可直捣（直上直下地捣下），有镇降的疗效。李老习惯用拇指、食指、中指联捣。

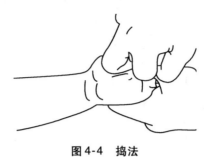

图4-4　捣法

五、分　　法

分法是医者用两手大指的外侧同时从穴位中点处向两旁分推，用于分阴阳疗法，分寒热平气血（图4-5）。

六、合　　法

同时从穴位两边向穴位中点处合推为合法，用于合阴阳疗法。能使阴阳相交，气血和谐（图4-6）。

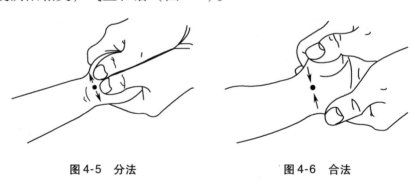

图4-5　分法　　　　　　　　　　图4-6　合法

七、运　　法

运法是医者用拇指侧面或食指、中指、无名指指端掌面，单用或二指并用（治大人亦可三指并用）循穴位向一定方向转圈回环摩动，或做半圈推动（图4-7）。整圈如运八卦，能开气血食痰火之郁结；半圈如运水入土、运土入水，能调整水火或土的偏胜，总的作用是化郁和调整。

八、掐　　法

掐法是医者用拇指指端指甲掐一定穴位或部位，逐渐用力切掐，可持续用力也可间歇用力（图4-8）。

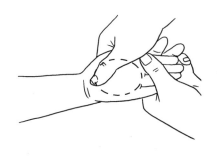
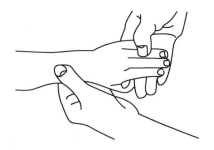

图4-7　运法　　　　　　　　　　　　图4-8　掐法

第二节　穴位考订
（阴掌穴位、阳掌穴位、头面穴位）

一、阴掌穴位（图4-9）

1. 心穴

部位：中指上节掌面（图4-10）。

手法：一般用清补法，在中指上节从指端到指节指纹，来回推之，名曰清补心法。

主治：身热无汗、高热神昏、烦躁、夜啼。李老体会：心血亏，可用清补心法来回推。如无虚，不可妄补。如有心火，也不得用清法，而以推天河水代之。

2. 肝穴

部位：食指上节掌面（图4-11）。

手法：一般用清法，习惯称为平肝。肝穴的部位虽在食指上节掌面，而其清法则是从食指根起一直推到指端，其补法也是从指端推到指根。肝主升，补法亦为升，因此非肝极虚不能妄用补法。

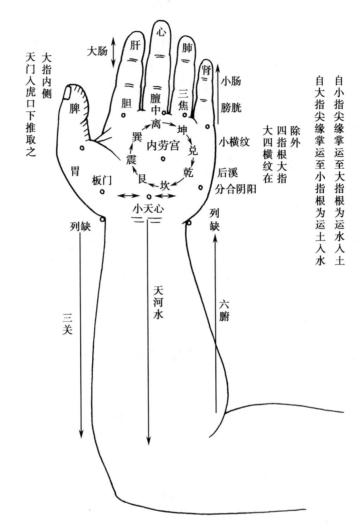

图 4-9　阴掌穴位总图

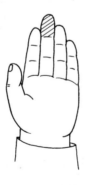

图 4-10　心穴

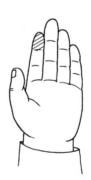

图 4-11　肝穴

3. 脾穴

部位：大指上节外侧为脾穴（图4-12）。大指的指端第一节为其本穴，下节外侧就属胃了。因此徐氏原书说推时要大指内屈，为的是推时不至连及第二节胃穴。但李医师推时并未将两节严格分开，推脾穴时不用屈指，往往连及下节，疗效是一样的。

手法：屈指向心推之为补（不屈亦可），直指离心之为清，来回推之为清补。

4. 肺穴

部位：无名指上节掌面（图4-13）。

手法：穴位在无名指上节掌面，清法从无名指指根处推到指端，补法从无名指指端推到指根，但补法少用。

5. 肾穴

部位：小指上节掌面（图4-14）。

手法：从小指端推到指根连掌处为补法，不用清法。

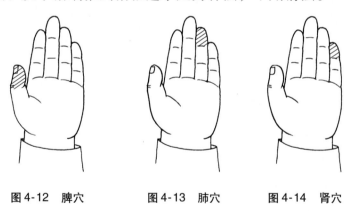

图4-12　脾穴　　　　图4-13　肺穴　　　　图4-14　肾穴

6. 小肠、膀胱穴

部位：小指外侧，从指根到指端（图4-15）。徐氏并未指明小肠与膀胱穴各自的部位，以他穴之例推想，小肠穴当在上节，膀胱穴当在下节，因两穴皆利小便，故无需截然分开。

手法：小指外侧从指根推到指端为清，来回推为清补，不用补法。

7. 胃穴

部位：徐氏原书说："大指小节属脾土，下节属胃土"，又说"胃穴自古无论之者，治病甚良，在板门外侧黄白皮相毗乃真穴也。"又说"霍乱病，暑秋伤，若上吐，清胃良，大指根，震艮连，黄白皮，真穴详"。其意当指穴位非在运八卦之震艮卦处，而在鱼际自肉边缘白皮与掌背黄皮交界处。因此，胃穴部位有二，一是大指下节为胃穴，一是大鱼际外缘白皮与掌背黄皮交界处，下齐艮卦

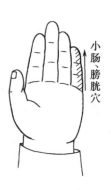

图4-15　小肠、
膀胱穴

部位，亦即小天心穴旁为胃之"真穴"，他未否定大指二节，又强调二节下黄白皮交界处，则此两处皆属胃穴，而黄白皮处更为重要（图4-16）。

手法：自鱼际外缘黄白皮交界处，从腕部掌边高骨起，离心推至大指根或至大指第二节皆可，此为清法；反之则为补法。清之则气下降，补之则气上升。因胃气以息息下行为顺，故一般用清法。

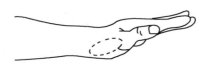

图4-16　胃穴

8. 板门穴

部位：掌面大指下平白肉正中稍偏下处，稍低于坎宫，从虎口到腕横纹划一直线，在线中点取穴，以指点之，觉有物如筋头，大如小豆粒，重按之则酸麻，这就是板门的部位（图4-17）。

手法：以指点住筋头状物，左右旋揉同数。

9. 大肠穴

部位：徐氏原书说在"食指外侧上节，穴如

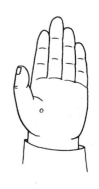

图4-17　板门穴

豆粒"（图4-18）。

手法：在食指外侧，向指尖方向推为清，不必拘于上节，向虎口方向推为补，来回推为清补，一般不专用补法。

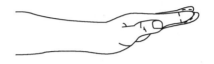

图4-18　大肠穴

10. 胆穴

部位：在食指下节掌面（图4-19）。

手法及主治：一般不专用，平肝时连同此穴一并推之。

11. 膻中

部位：在中指下节掌面，未见李医师应用（图4-20）。

12. 三焦穴

部位：无名指下节掌面（图4-21）。

手法及主治：不专用，清肺时连同此穴一并推之。

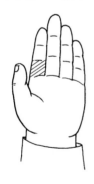
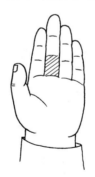
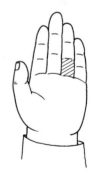

图4-19　胆穴　　　　　图4-20　膻中　　　　　图4-21 三焦穴

13. 大四横纹

部位：食指、中指、无名指、小指根连掌之横纹正中，即五经穴除去大指根纹（图4-22）。

手法及主治：来回推之，开脏腑寒火，治腹胀。揉之，能和气血，功用同五经穴。

14. 小天心

部位：在掌心下部，运八卦之坎宫部位，即在掌中心从腕横纹起到指根之横纹四分之，从腕横纹数第一分点，左右两边凸肉之间凹处为小天心穴（图4-23）。

手法：用捣法，上下左右捣或直捣。

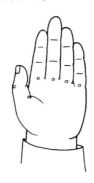 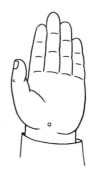

图4-22　大四横纹　　　　　　　图4-23　小天心

15. 天门入虎口

部位：大指内侧（图4-24）。

手法：大指内侧，由指端下推至指根。

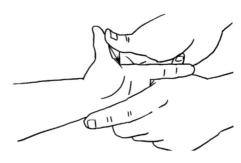

图4-24　天门入虎口

16. 虎口入天门

部位及手法：徐氏书云："自食指下节上推，为虎口入天门"（图4-25）。

主治：徐氏并未说明主治何病，疑是拇指内侧向上推之误，李先生亦未用过，姑存待考。

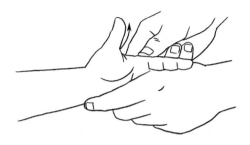

图 4-25 虎口入天门

17. 小横纹

部位：小指下节与掌相连之纹下又一横纹，穴在纹中偏外处（图 4-26）。

手法：揉之，左右同数。

18. 后溪穴

部位：从小横纹起缘掌边引弧线至近坎宫处（图 4-27）。

手法：从小横纹下推至近坎宫处。

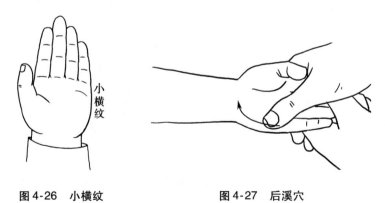

图 4-26 小横纹　　　　　　图 4-27 后溪穴

19. 八卦

部位：掌中围绕掌心内劳宫穴一周，缘掌心凹下处及掌边高起之边缘，按乾坎艮震巽离坤兑八卦分布，此一环状，即为穴位所在

（图4-28）。

手法：用运法，即将全圈自乾宫起至兑宫止，周而复始，旋转摩擦之，但离宫属心膻中，不宜刺激发动，故运至离宫处下按宜轻，或用医者左手大指微掩其处而运之。

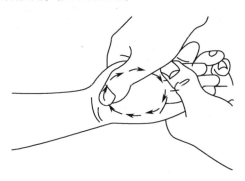

图4-28　八卦

20. 内劳宫

部位：此穴属心，能清心火，但徐氏书中只在论"独穴"处约略一提，并未谈到手法。李医师也未用过。清心火以推天河水代之（图4-29）。

21. 分阴阳

部位及手法：徐氏说："从小天心下横纹处两分，外推之"。但小天心下除掌根别无横纹，从掌根中心向两旁推则又非是。李医师指出，只是从小天心略偏向掌根横纹处用两拇指向两旁分推。（两边的穴位名阳池、阴池，但不是阴掌推拿穴位的阳池穴）（图4-30）

22. 合阴阳

部位及手法与分阴阳相反，照前部位从两边向中心合推之（图4-31）。

23. 运水入土

部位及手法：自小指尖缘掌边推向坎宫（李老说应推到拇指根）（图4-32）。

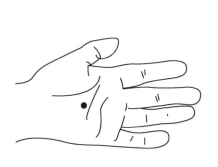

图 4-29　内劳宫

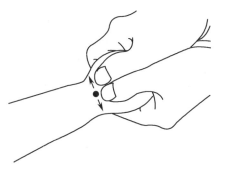

图 4-30　分阴阳

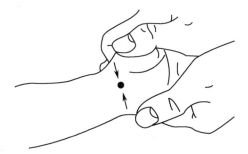

图 4-31　合阴阳

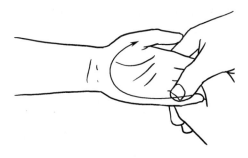

图 4-32　运水入土

24. 运土入水

部位及手法：自拇指尖缘掌边推至小指根（图 4-33）。

25. 天河水

部位及手法：自腕横纹中央起，向肘弯曲池一方向推，推至肘横纹而止，用力要匀（图 4-34）。

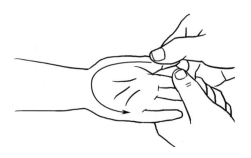

图4-33 运土入水

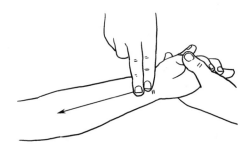

图4-34 天河水

26. 三关

部位及手法：在臂之上侧大指一面，从腕横纹起，上推至肘弯（须将患者左臂顺正，使大指在上，推的部位保持在臂的上侧，用力要匀）（图4-35）。

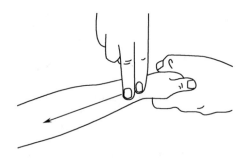

图4-35 三关

27. 六腑

部位及手法：左臂之下侧小指一面，从肘弯起，下推至小指侧之腕横纹，也须将患者之手臂顺正，使小指在下，推的部位保持在臂的下侧，用力要匀（图4-36）。

28. 五经穴

部位：在掌面五指根连掌之横纹正中，每指根一穴，总名五经穴（图4-37）。

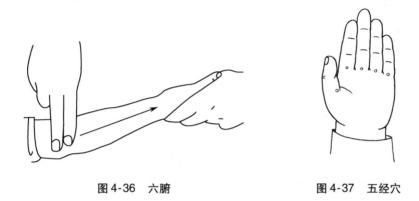

图4-36　六腑　　　　　　　　　　图4-37　五经穴

二、阳掌穴位（图4-38）

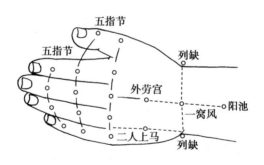

图4-38　阳掌穴位

1. 外劳宫

部位：在掌背正中中指与无名指之间凹处，与内劳宫相对（图4-39）。

手法：左右揉同数，揉时应屈患者小指。

2. 一窝风

部位：在掌背，掌与臂腕相连腕窝处，上屈时出现皱折之中心（即针灸之阳池穴部位）（图4-40）。

手法：左右揉同数。

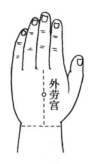　　　　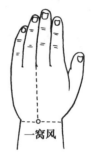

图4-39　外劳宫　　　　　　图4-40　一窝风

3. 二人上马

部位：本穴简称二马，在掌背小指、无名指两掌骨中间，由指根至腕横纹之掌骨二分点偏上，取凹处（图4-41）。

手法：左右揉同数。

4. 阳池

部位：顺一窝风穴向腕上引直线，大人约寸余，小儿则视手臂之长短约计之。按住一窝风上有一凹处，即为本穴。不是针灸学的阳池穴（图4-42）。

手法：左右揉同数。

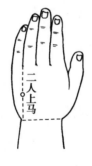　　　　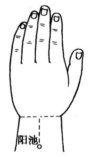

图4-41　二人上马　　　　　图4-42　阳池

5. 列缺

部位：在掌根连腕处两侧之凹内，非针灸学上之列缺穴（图

4-43）。

手法：用大指及中指、无名指将腕窝两侧两穴处用力卡拿之，即推拿的"拿"法。

6. 五指节

部位：五指各关节（图4-44）。

手法：用指端指甲里外揉、捻、掐之。

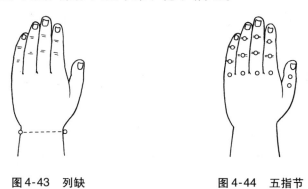

图4-43　列缺　　　　　　　　　图4-44　五指节

三、头面穴位（图4-45）

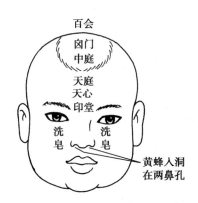

图4-45　头面穴位

1. 百会

部位：在头顶正中线与两耳尖连线交会于头顶处是其穴位（图4-45）。

手法：按、揉。

主治：头痛、脱肛、惊痫。

2. 囟门

又名：信风，囟会。

部位：从前发正中引直线上指百会，百会前有凹陷处，是其穴位（图4-45）。

手法：按，揉。

主治：头痛，鼻塞，惊风。

3. 中庭

部位：在前发际正中略偏上处，与囟门成一直线（图4-45）。

4. 天庭

又名：神庭、上天心、大天心、天门、三门。

部位：头部正中线，入前发际0.5寸，就是该穴位的部位（图4-45）。

主治：眼病、口眼㖞斜。

5. 天心

部位：从眉心至中庭三分之，自中庭下数第二分点，在天庭之下，就是天心穴的部位（图4-45）。

6. 印堂（又名眉心、二门）

部位：在两眉之间（图4-45）。

手法及主治：

第一：眉心印堂为望色之处，用水洗净以察其色，看出现何色，结合脉象症状，就可以作出诊断。

第二：如欲发汗而散风寒，先用大指从印堂推向囟门，小儿二十四数，成人一百二十数（徐氏旧说认为：以应二十四气），再拿列缺穴，即可得汗。次用两拇指从印堂分推至太阳太阴，再将两耳下垂尖捻而揉之，又用两手捧头而摇以顺其气，这就完成了发散风寒的一套手法。（以上记述的手法，为徐氏原书记载，未见李医师

用过）

7. 黄蜂入洞

部位：两鼻孔（图4-45）。

手法：中食二指抵入患者二鼻孔，左右旋转，这也是个别穴位的个别手法。

主治：外感风寒，可发汗，亦能止汗。

8. 洗皂

部位：鼻翼两旁。

手法：医者用两手拇指外侧面，在患者鼻之两旁抵鼻旁及连鼻之颜面自上向下推擦，齐鼻头而止，这也是个别手法之一。

主治：能调五脏之气。

第五章

小儿常见疾病的李氏推拿疗法

第一节 发 热

一、病 因

发热是指小儿体温异常升高，是临床常见的一种症状。一般分为外感发热、食积发热、阴虚发热、惊恐发热4种。

二、临床表现及治疗

（一）外感发热

临床表现：发热恶寒，头痛鼻塞，流涕喉痒，有汗或无汗，舌苔薄白，脉浮或浮数，指纹红或紫浮露。

治则：解表清热。

取穴：发热轻的（37.5～38℃），清肺平肝，天河水。发热较重的（38.5～40℃），清肺平肝，六腑，提捏大椎。

方义：清肝平肝、天河水疏风清热，宣肺解表；六腑清热解毒除烦；大椎解表清热发汗。

加减法：无汗拿列缺；头痛鼻塞加阳池；呕吐纳呆加清胃；咳嗽加八卦；烦闹发惊加小天心。

（二）食积发热

临床表现：高热，呕吐酸腐，口渴引饮，纳呆，腹胀，腹痛便秘，舌苔黄腻，脉滑数，指纹紫滞。

治则：清热消食导滞。

取穴：八卦、清脾胃、六腑、清大肠。

方义：八卦消宿食开饱胀；清脾胃消食积清胃热；六腑清实火退高热；清大肠导滞通便。

（三）阴虚发热

临床表现：午后低热，手足心热，心烦易怒，盗汗，食少消瘦。舌红少苔或苔剥，脉细数，指纹淡紫。

治则：滋阴清热。

取穴：清补脾，二马，天河水，推涌泉。

加减法：久热不退加分阴阳；大便稀溏加揉外劳宫。

（四）惊恐发热

临床表现：因受跌扑惊恐后引起发热。伴有面色发青，枕后热，耳廓冷，惊悸哭闹不安，睡眠易惊醒，或睡中手足掣动。

治则：清热镇惊安神。

取穴：推上三关，下取天河（向下推天河水，即离心性推之）。

加减法：惊悸甚者加小天心；大便稀、色绿者加外劳宫。

第二节　感　冒

一、病　因

四季均有发生，尤以秋冬季最常见，多因气候突变，遭受风寒侵袭，卫表失和，肺气不宣所致。

二、临床表现

恶寒发热，头疼体疼，鼻塞流涕，咳嗽喷嚏，食欲不振，呕吐，有汗或无汗，便秘溲赤等。

三、治　　则

解表散寒清热。

四、取　　穴

1. 发热轻的（37.5～39℃），平肝肺 10 分钟，天河水 15 分钟，掐五指节。

2. 发热较重的（39～40℃），平肝肺 10 分钟，退六腑 15 分钟，提捏大椎，掐五指节。

3. 兼症

（1）鼻塞加阳池 10 分钟，呕吐加清胃 10 分钟，嗽重加八卦 10 分钟。

（2）感冒夹痰

临床表现：兼见咳喘，舌苔微黄腻或黏，脉浮滑数。

治则：解表，祛风热，兼宽胸理气化痰。

取穴：平肝 10 分钟，清肺 15 分钟，天河水 10 分钟，运八卦 15 分钟。

痰太盛加清补脾 10 分钟。

高热加推六腑 15 分钟。

（3）感冒夹滞

临床表现：兼乳食停滞者，症见纳呆吐泻，腹胀肠鸣，或见高热，舌苔黄厚，脉滑实。

治则：解表祛风热，兼理气化积。

取穴：平肝清肺 15 分钟，天河水 10 分钟，运八卦 15 分钟，清脾 10 分钟。

呕吐加清胃 10 分钟。

见有形食积加清大肠 10 分钟。

高热加推六腑 15 分钟。

（4）感冒夹惊

临床表现：兼见烦躁惊厥，高热，甚或角弓反张，苔黄偏干，脉弦数。

治则：解表祛风热，息肝风，安神镇惊。

取穴：平肝（加重），清肺，天河水（加重）。

高热加推六腑。

如见角弓反张，目上翻、惊厥等临床表现加下捣小天心。

眼斜视，则向相反方向捣小天心。

（5）感冒寒热往来

临床表现：乍寒乍热，先寒后热，得汗则解，证属寒热错综或邪传少阳。

治则：分疏阴阳，调和气血。

取穴：分阴阳 10 分钟，大四横纹 10 分钟，或外劳宫 15 分钟。

见少阳证，加平肝、清肺、天河水各 15 分钟。

以上治疗每天一次，一般感冒推拿一次，最多 2~3 次可愈。

第三节 风 疹

一、病 因

风疹是由风疹病毒引起的一种较轻的出疹性传染病，多发于冬季，五岁以内的小儿发病率高。临床以初起类似感冒，发热一二天内，皮肤出现淡红色细小的斑丘疹而有痒感，耳后及枕部淋巴结肿大为特征。其病因为外感风热时邪（风疹病毒），郁于肌表与气血相搏，发于皮肤所致。

二、临 床 表 现

初起有发热、咳嗽、流涕、纳呆等感冒症状。发热 1~2 日全身出疹，先见头面部，随即遍及躯干四肢，手足心无疹，24 小时出齐。疹色浅红，疹形细小、稀疏、均匀，高出皮肤，有瘙痒感。疹出之后，1~2 天热势渐退，皮疹 2~3 天消退，不脱屑，不留色素沉着，伴有耳后及枕部淋巴结肿大，舌红苔薄黄，脉浮数，指纹紫。

三、治　　则

疏风清热解毒。

四、取　　穴

清肺平肝，天河水。

五、加　减　法

高热、疹色鲜红稠密者去天河水，改用退六腑，以加强清热解毒之力；呕吐加清胃；发惊加小天心；腹泻加外劳宫。

第四节　水　　痘

一、病　　因

水痘又称水花、水疮，是由水痘病毒引起的急性发疹性传染病。临床以发热，皮肤及黏膜分批出现斑疹、丘疹、疱疹、结痂为特征。

疱疹内含水液，清莹明亮，形如豆样，故名水痘。其病因为外感时邪病毒，内蕴湿热，风热与内湿相搏发于肌表所致。此病传染性极强。在托儿所、幼儿园里易造成流行。一年四季都可发病，以冬春两季较多，1～6岁小儿发病率高。一般病情轻微，预后良好。

二、临 床 表 现

初起有发热、咳嗽流涕、纳减等感冒症状。在发热同时或发热1～2天后，于头面、发际继则躯干出现米粒大小的红色斑丘疹。疹点出现数小时后，疹的中央有一小水疱称为疱疹，疱疹迅速扩大，大者如豌豆，小者如米粒，呈圆形或椭圆形，内含澄清液体，根脚周有红晕。疱疹出现3～4天，逐渐干枯，中央部分先行凹陷，结成薄薄的痂盖而脱落。皮肤瘙痒。不慎抓破易感染皮肤病。水痘呈向心性分布，头面躯干较多，四肢较少，分批出现，此起彼落，在患儿身上斑丘疹、疱疹、痂盖同时存在，脱痂后不留麻点，舌红苔腻，脉浮数，指纹浮红。

三、治 则

清热解毒，祛湿。

四、取 穴

清肺、清胃、天河水（重症高烧者去天河水改用六腑）。

五、加 减 法

头痛加阳池；呕吐加板门；腹泻加八卦。

第五节 顿咳（百日咳）

一、病 因

本病是由百日咳杆菌所引起的呼吸道传染病，多在冬春季流行，任何年龄的小儿均可感染，但以乳幼儿多见。病程较长，缠绵难愈，故又名百日咳。

二、临床表现

阵发性痉挛性咳嗽，咳嗽终了有吼声，咳时面色潮红或口唇青紫，涕泪交迸，引吐痰食，夜甚于昼，甚则鼻衄，痰中带血，舌下有小粒溃疡，颜面浮肿等。

三、治 则

宣肺泄热，豁痰止咳。

四、取 穴

1. 逆八卦15分钟，小横纹15分钟，清胃10分钟，天河水或六腑10分钟。

2. 痉挛期，咳嗽痰稠，咯吐不利：逆八卦10分钟，小横纹10分钟，六腑10分钟，小天心5分钟。或肺俞拔火罐2～3次，可缓解痉挛。

3. 病久，气血亏损，体弱消瘦，咳嗽不典型，治宜清肺养阴：二马10分钟，清补脾10分钟，小横纹10分钟，天河水10分钟。

附：治痰要穴

燥痰（干性啰音），取四横纹；湿痰（湿性啰音），取小横纹。

热痰（脉滑有力），取六腑；寒痰（脉弦滑），取外劳宫。虚痰（脉弱无力），取二马。

第六节　麻　疹

一、病　　因

麻疹是由麻疹病毒引起的小儿常见急性传染病，多发于冬春季节，1～5岁小儿发病率最高，近年来由于广泛地实行了麻疹减毒活疫苗预防接种，发病率大大降低。

二、临 床 表 现

初起有发热、流涕、目赤、羞明、眼泪汪汪等，明显上感临床表现，继则呕吐，大便稀，发热，2～3天后可于颊部黏膜及唇内侧出现白色点状麻疹斑，一般发热3天，开始出疹，先自耳后、颈部开始，渐及面、胸背、四肢，透发后2～3天开始消退，留下棕色色素沉着斑。

三、治　　则

透表清热，引毒外出。

四、取　　穴

（一）正常疹子

1. 发热不高（39℃以下）：平肝肺10分钟，天河水10分钟，清胃10分钟。

2. 高热（39.5～40℃），麻疹透发不好（并发肺炎）：六腑20分钟，平肝肺10分钟，清胃10分钟，咳喘重者加八卦15分钟。

（二）黑疹子

疹色紫暗，高热喘嗽，一般多因用发物太过，热甚而致；或护理不当，过于保暖。

治则：重用清热解毒之法，佐以透发。

取穴：外劳宫 20 分钟，六腑 15 分钟，平肝肺 10 分钟，清胃 10 分钟，喘重加四横纹，惊悸抽风加小天心。

（三）白疹子

疹色淡白，隐而不透，昏迷嗜睡，四肢发凉，面白唇青，泄泻等。此乃气血虚弱，元阳不足，不能抗毒外出所致。

治则：大补元气，活血透毒。

取穴：

（1）多推：外劳宫、平肝肺、二马、天河水。

（2）体温不升，体质虚弱者，改用下穴：

多推：三关、平肝肺、外劳宫。

再服香菜水，一般可出，若再不出者，可用刮痧法，用硬币沾水在前后肋间刮之，或分推八道穴也可。

（四）麻疹逆证

1. 临床表现　又称险证，主要有以下几种临床表现：

（1）本为麻疹，而发热不足，闭疹不出，或出疹极稀，似有似无，舌苔薄白，脉沉不浮，是为阴证。

（2）发热虽高，而疹出不畅，或高热过 39℃，是为阳证。

（3）无汗昏迷，疹闭不出，毒必内陷，是为险象。

（4）疹渐变紫黯，为邪入血分，燔灼阴血，如色变黑，体温陡降，危在顷刻。

2. 治则及取穴

（1）逆证阴证

治则：坚守主穴，扶元阳以助透发，见兼症再随症加穴。

取穴：平肝，清肺，天河水，坚持久推。

兼泻加利小便穴（即膀胱穴和小肠穴），清补大肠穴。

兼音哑仍用平肝（加重），清肺（加重），加清胃（中病即止，不可过用）。

唇干口渴过甚，加清胃（中病即止，不可过用）。

咳嗽较重，仍用清肺（加重），加运八卦。

兼咽喉红肿，仍用天河水（加重），加清胃（中病而止）。

兼目赤太甚，仍用平肝（加重）。

服食热性发物，发疹上多下稀，加清胃（不可过用）。

发痒发喘，仍守平肝、清肺、天河水三穴加运八卦。

误食酸凉，体温渐减，加二人上马。

伤热，适当加清胃，重者加六腑。

伤凉，加二人上马，也可加外劳宫。

如仍不畅透，加二人上马。

（2）逆证阳证

治则：仍坚守透表清热，引毒外出之旨。

取穴：平肝，清肺，天河水，坚持久推，仍不畅透，亦加二人上马。

（3）邪闭不出

治则：兴奋抗力，加强透发。

取穴：拿列缺，回生之后如能得汗，为有转机，仍守三主穴加二马助之。

（4）邪毒入血

治则：采取抢救措施，以冀万一。

取穴：只见疹色紫黯，尚未变黑，用六腑、二马、平肝、清肺、天河水。

体温陡降，未见疹色变黑，先事强心助阳，如体温渐复，为有转机，再议他治，穴用三关、二人上马或外劳宫。

如体温已升，仍用三主穴加二马。

如体温陡降，汗出如珠，或疹色已黑者不救。

（五）麻疹变证

麻疹热邪伤肺，可转成麻疹肺炎。麻疹已出，忽然不见，名曰"倒面"，亦属重症。

1. 麻疹肺炎

临床表现：邪热伤肺，又别受感染，并发肺炎，因夹有疹毒，咳喘发热较原发肺炎为重，见铁锈色痰及鼻翼煽动，脉象弦数，即可确诊。

治则：透表祛邪，清热宣肺，豁痰平喘。

取穴：平肝、清肺、天河水、运八卦，热太盛加六腑，如见其他兼症，加穴与治肺炎相同，唯清胃不宜过用，恐妨麻疹透发。

2. 麻疹倒回

临床表现：出疹情况较正常，因饮食、受凉、受惊等原因，忽然倒回不见，毒必内攻，最为险证。

治则：兴奋抗力，加强透发。

取穴：拿列缺、平肝、清肺、天河水、二人上马，如见寒象加三关，腹痛加外劳宫。如见透出，仍守平肝、清肺、天河水三穴。

（六）麻疹后遗症

麻疹透发不彻，留有余毒，必发后遗症，常见者为胃肠及肺临床表现。如系闭邪内犯，日久发作，病变严重，须就具体情况辨证治疗。

第七节　肺　　炎

一、病　　因

以肺炎双球菌多见，其次为葡萄球菌、链球菌、流感杆菌等，多继发于流感、麻疹、百日咳等急性传染病。以冬春两季多见。

二、临 床 表 现

初起有发热，咳嗽流涕，食欲不振，有时有呕吐，继则出现呼吸急促，鼻翼煽动，鼻唇发绀，痰气上壅，烦躁不安，甚则出现高热抽风，呕吐昏迷。

三、治　　则

清热宣肺，豁痰。

四、取　　穴

1. 逆八卦10分钟，平肝肺10分钟，小横纹10分钟，六腑10分钟，若高热引起惊厥，加捣小天心，若头痛鼻塞加揉阳池。

2. 治疗后体温下降，咳喘减轻，少痰或无痰（肺有干啰音）者，改用：八卦10分钟，平肝肺10分钟，四横纹10分钟，天河水10分钟。

第八节　支 气 管 炎

一、病　　因

可由细菌或病毒感染引起，亦可由理化性刺激如煤烟、灰尘、寒冷空气刺激引起发病，按病程长短，分为急性和慢性两种。

二、临 床 表 现 及 治 疗

（一）急性支气管炎

临床表现：初起有感冒临床表现，继则咳嗽加重，可有发热、胸闷、气促、食欲不振，初为干咳，以后痰渐多。

取穴：

1. 八卦 10～15 分钟，平肝肺 10 分钟，清胃 10 分钟，天河水 10 分钟。若喘重可改为逆八卦 10 分钟，发热 38.5℃ 以上改用推六腑穴。

2. 喘重痰多（肺部有湿性啰音），去清胃，加小横纹。

3. 唯独喘重，少痰或无痰（肺部有干性啰音），去小横纹改用四横纹。

（二）慢性支气管炎

急性支气管炎如反复发作可成慢性。

临床表现：轻者仅早晚有咳嗽，重者可有发热，咳嗽，吐痰明显，活动后喘，呼吸可带哮鸣声，日渐消瘦等。

取穴：

1. 可先按急性气管炎治疗，推两次后改用补法：二马 10 分钟，补脾 10 分钟，平肝 5 分钟，补肺 10 分钟。

2. 慢性气管炎急性发作——出现发热、喘重、痰多，此是虚中夹实证，治宜清补兼施。取穴：①逆八卦 10 分钟，二马 10 分钟，四横纹 10 分钟，清胃 5 分钟，六腑 15 分钟。②二马 10 分钟，补脾 10 分钟，清肺 10 分钟，天河水 10 分钟。

第九节　哮　　喘

一、病　　因

小儿哮喘一般是指支气管炎和喘息性支气管炎而言，临床以阵发性哮鸣气促、呼气延长为特征。其病因为素体肺脾肾三脏不足，表卫不固，痰湿内伏。遇到气候变化或吸入花粉、绒毛、灰尘或食入虾、蟹、鱼腥食物或情绪波动等因素触动伏痰，痰随气逆，肺失宣降，致使气管痉挛狭窄而出现痰鸣喘逆，呼吸困难。

其病机多为本虚标实，临床上是虚实并存，寒热错杂。临证须辨清标本缓急。一般急性发作期为邪实为主，治宜攻邪以治其标；缓解期以正虚为主，当扶正以固其本。

二、临床表现及治疗

（一）发作期

临床表现：咳嗽气喘，呼吸困难，喉间有哮鸣声。甚则张口抬肩，不能平卧。寒哮兼见吐痰稀白，口不渴，畏寒，面色青白，四肢不温。舌淡苔薄或白腻，脉浮滑或沉细，指纹淡红。热哮兼见吐痰黄稠，发热面红，渴喜冷饮，尿黄变干，舌红苔薄黄或黄厚，脉浮数或滑数，指纹色紫。

治则：以降气化痰平喘为大法。寒哮治宜温肺化痰止咳平喘，热哮治宜清肺化痰降气平喘。

取穴：寒哮逆运八卦，外劳宫，清肺平肝，四横纹。

热哮逆运八卦，退六腑，清肺平肝，二马。

寒哮、热哮推完主穴，均需加揉天突、揉膻中、揉肺俞、按弦走搓摩（医者用两手掌从患儿两腋下沿两胁部，搓摩至肚角处）

（二）缓解期

临床表现：怕冷自汗，气短乏力，咳嗽痰多，食少便溏，易感冒。舌淡苔薄，脉缓无力或沉细。

治则：健脾益胃，补肾纳气。

取穴：清补脾，二马，补肺。

偏于肺脾气虚者，取独穴清补脾推40分钟；偏于肾不纳气者，取独穴揉二马推40分钟。

<h2 style="text-align:center">第十节 呕 吐</h2>

一、病 因

小儿呕吐，病因非一，总有脏腑气血失和，胃失和降，反而上逆，或干呕或吐食，久则脾胃正气虚损，导致营养不良，而生他变，必须审证求因，及时治疗。

小儿呕吐，寒热虚实皆有。《内经》："寒气客于肠胃，厥逆而出，故痛而呕"。又云："诸逆冲上，皆属于火，诸呕吐酸，皆属于热。"此外，食积胃肠，胃阴不足，跌仆受惊等各种刺激，使肠管、腹肌、胃、膈肌等蠕动收缩，强力痉挛使胃气不得和降，皆可致呕吐。

二、临床表现及治疗

（一）胃热呕吐

临床表现：烦躁口渴，腹内热，恶心，食入即吐，吐物酸腐，大便臭秽或见秘结、唇赤、舌质红、苔黄，脉象滑数有力。

治则：清胃和中降逆。

取穴：清胃15分钟，平肝10分钟，天河水10分钟，运八卦15分钟，腹痛加板门15分钟，便秘加清大肠10分钟。

（二）胃寒呕吐

临床表现：小儿素体脾胃虚弱，中阳不足，又因恣食瓜果生冷，寒滞中脘，或感冷邪，客于胃肠，滞阻升降之机，以致胃寒上逆，食后移时方呕，可朝食暮吐，吐物无腐气，腹多寒痛，或泻或否，舌淡苔白，脉弦迟或沉紧。

治则：温中降逆，驱除寒积。

取穴：外劳宫 15 分钟，板门 15 分钟，平肝 10 分钟，清胃 10 分钟，运八卦 15 分钟。

外中寒邪兼腹痛，加一窝风 15 分钟。

有形寒积加清大肠 15 分钟。

寒伤脾胃加清补脾 10 分钟，兼冷泻亦同。

（三）伤食呕吐

临床表现：乳儿喂乳过量，或过食甜腻食物以及难消化食物，食滞积于中脘，每见食乳中间忽然呕吐，或见喷溢状呕吐，往往无呕恶之声，故有时不名呕而称吐乳吐食，古称有物无声曰吐，即指此种。舌苔厚，脉弦滑。

治则：消积降逆止吐。

取穴：板门 15 分钟，运八卦 15 分钟，清胃 10 分钟，清补脾 10 分钟。

（四）阴虚呕吐

临床表现：病伤气阴，热耗胃津，胃不得濡，不能润降，厌食不思，呃逆干呕，古称有声无物曰哕，即指此种。得食则胃燥不受，反见呕吐，胃阴更耗，必生内热，又称虚火呕吐。

治则：清补脾胃，降逆止呕。

取穴：二人上马 10 分钟，板门 15 分钟，清胃 10 分钟，运八卦 15 分钟，清补脾 15 分钟，生虚热者加天河水 10 分钟。

（五）夹惊呕吐

临床表现：跌仆受惊，或食时被惊，或先有痰热，食随气逆，每见痉挛喷射性呕吐。或痰热上涌，气血逆乱，蛔虫不安而上扰，有时吐蛔，皆属此类。必兼见恶心时作，呕吐黏涎，夜眠多惊，抽搐蠕动，易成惊风。

治则：平肝镇惊，清热降逆，化痰止咳。

取穴：平肝 10 分钟，清胃 10 分钟，运八卦 15 分钟，板门 15 分钟，天河水 10 分钟，外劳宫 10 分钟。

第十一节　脘　腹　痛

一、病　因

小儿腹痛，最为常见，部位或高或低，病因非一，总由气机遏阻，血瘀气滞，因而作痛。病位或在中脘两胁，痛或绕脐，或在脐下。小儿肠胃功能尚弱，运化无力，内外干扰，皆能致痛。或受寒邪，或因郁热，或由食积气滞，或由跌仆血瘀，或由虚冷，病因最多。小儿不能自诉，须注重望诊，参以舌诊脉诊，审为何种脘腹作痛，据以取穴。

二、临床表现及治疗

（一）寒性腹痛

临床表现：感受寒邪，脐腹为风寒所侵，或当风进食，或恣食瓜果生冷，寒邪滞于肠胃，寒凝收引，不能通和，因而作痛。痛多绕脐，思热饮，爱暖熨，舌苔薄白，脉象沉紧或迟。

治则：温中散寒，理气止痛。

取穴：一窝风 10 分钟，外劳宫 10 分钟，板门 15 分钟，八卦 15 分钟，天河水 10 分钟，如有有形寒积，可清补大肠 10 分钟。

（二）热性腹痛

临床表现：郁有湿热，腹外部扪之亦热，肠鸣作呕，舌苔黄腻，脉滑濡而数。

治则：散热和胃肠，止痛。

取穴：平肝 10 分钟，清胃 10 分钟，天河水 10 分钟，板门 15 分钟。

（三）食积腹痛

临床表现：饮食不节，零食无度，食积不消，最易生热，气机郁滞，肠鸣漉漉，扪有散块，或见呕吐，得泻痛减，苔厚，脉滑数。

治则：消导清热止痛。

取穴：平肝 10 分钟，清胃 10 分钟，清脾 10 分钟，八卦 15 分钟，板门 15 分钟，清大肠 15 分钟。

（四）气郁腹痛

临床表现：小孩因故哭叫，家人抑制使不能发泄，或强以乳食，迫使止哭入睡，睡中时作痉挛性长息，易患胸胁痛，甚至发热，一般皆以为腹痛，以痛时身体扭动为特征，或见呃逆，舌苔滞（苔与舌质不分），脉弦紧。

治则：理气止痛。

取穴：平肝 15 分钟，运八卦 15 分钟，四横纹 10 分钟，板门 10 分钟。

（五）瘀血腹痛

临床表现：小儿跌仆较重，后即时见微热，痛在胸腹，痛时身体不动或少动，印堂青，舌偏青黯，脉紧涩（往来难）。

治则：活血化瘀止痛。

取穴：四横纹 10 分钟，外劳宫 10 分钟，板门 15 分钟，天河水 10 分钟。

（六）蛔虫腹痛

临床表现：痛时上身扭动，下唇内口腔黏膜扪之有沙砾状。小儿好挖鼻孔，目下视白睛有靛青色藻状花纹，时或吐蛔。蛔遇寒上窜胆道，得暖则退行，用宽展胆道之穴，并以下行之穴位助之，并暖胃止痛，可得缓解，续推数次可以不发，但有内热者效不显，后仍需用药驱蛔。李医师治一例患儿，推两天痊愈，后未再发。

治则：温暖肠胃，宽利胆道，引蛔下行。

取穴：第1次，外劳宫15分钟，平肝15分钟。

第2次，外劳宫15分钟，清胃10分钟，清大肠10分钟。

（七）虚寒腹痛

临床表现：小儿倦怠纳呆，四肢无力，时见厥冷，睡好俯身而卧，正之仍俯，眠中露睛，腹部喜按喜热熨，必为慢性隐痛而患儿不能自诉，面色苍白，舌苔淡薄白，脉沉缓，久成慢惊。

治则：温中健脾止痛。

取穴：外劳宫15分钟，清补脾10分钟，板门15分钟，四横纹10分钟。

（八）肠套叠腹痛

临床表现：患儿不进食也腹痛，无矢气，大便闭，腹肌紧张，舌色淡，脉沉细涩。此为元阳不足，阴气凝郁，气机阻滞所致。

治则：助元阳。

取穴：外劳宫（重用）20分钟，清脾10分钟，清胃10分钟，清大肠15分钟，四横纹15分钟，开后用清补脾善后10分钟。

第十二节　腹　　泻

一、病　　因

本病是婴幼儿常见的疾病，多发于夏秋季，主要由于消化道细菌感染或饮食不当所致。中医病因病机有四：第一，乳食过饱、恣食肥甘、损伤脾胃；第二，内因肠胃积热，外感不正之气以致运化失职而发之；第三，过食生冷，或腹部受寒以致寒邪凝结中焦、脾失运化所致；第四，体质素弱，饮食不节而患泄泻，或久泄伤脾，脾虚失健。

二、临床表现及治疗

（一）伤食泻

临床表现：口嗳酸气，口渴恶食，腹热胀满，泻时腹痛，泻后痛减，小便赤涩，大便色黄白，臭如败卵，或兼呕吐。伤乳泻者，大便色黄白，内有奶瓣，或呈蛋花样。

取穴：

1. 轻症　大便日5~6次。八卦10分钟，清胃15分钟，天河水15分钟。

2. 重症　大便日十余次，有脱水现象。八卦10分钟，清胃15分钟，天河水15分钟，利小便10分钟，腹痛重者加揉外劳宫10~15分钟。

3. 日久邪实兼体虚者，大便消化不良、屎黄、脉滑无力者。八卦10分钟，二马10分钟，清胃10分钟，六腑10分钟。

（二）热泻

临床表现：泻时暴注下迫，大便色黄赤，泻多黄水，有热臭，口渴烦躁，腹痛身热，溲少而黄，肛门灼热。

取穴：

1. 六腑15分钟，清大肠15分钟，清脾胃10分钟，下推七节骨。

2. 八卦10分钟，清胃10分钟，六腑15分钟。

推1~2次症见减轻，可酌情改用：八卦10分钟，清胃15分钟，天河水15分钟，平肝5分钟。

（三）寒泻

临床表现：腹疼肠鸣，泄泻清澈，或白水泻，或色绿，小便清白，面色淡白，口气温和。

取穴：外劳宫20分钟，清胃10分钟，天河水10分钟。

（四）脾虚泻

临床表现：食后作泻，消化不良，大便溏、色淡黄，重则完谷不化，腹胀不渴，面黄肌瘦，不思饮食等。

取穴：

1. 轻症　外劳 10 分钟，清补脾 10 分钟，平肝 5 分钟，有热者加天河水。

2. 重症　二马 10 分钟，清补脾 10 分钟，清补大肠 15 分钟。

第十三节　痢　　疾

一、病　　因

痢疾是由痢疾杆菌所引起的夏秋季肠道传染病，主要由于恣食生冷，或食用被污染的食物，内伤脾胃，外感暑湿疫疠之邪，而生湿化热，下注于肠，酝酿成痢。

二、临床表现及治疗

痢疾临床表现为畏寒、发热、腹痛、腹泻、里急后重、大便含有脓血。可分为急性、慢性两种：

（一）急性痢疾

急性痢疾分两型：

1. 赤痢

临床表现：痢下色赤，腹痛，里急后重，烦渴引饮，喜冷恶热，小便短赤，舌赤唇干。

治则：清肠泄热，化湿通滞，先清后补。

取穴：体温高时：①六腑 15 分钟，清脾胃 10 分钟，清大肠 15 分钟，利小便 5 分钟，下推七节骨。②六腑 15 分钟，八卦 10 分钟，清大肠 15 分钟，平肝 5 分钟，下推七节骨。

体温退后：①清大肠，独穴推 40 分钟。②清补大肠 15 分钟，运水入土 10 分钟，清小肠 10 分钟。

2. 白痢

临床表现：痢下色白，肠鸣腹痛，面唇青白，渴喜热饮，小便清白。

治则：温中化湿，利气调中。

取穴：外劳宫 10 分钟，清补大肠 15 分钟，清补脾 10 分钟。有热者加天河水，平肝，体虚者加二马。

（二）慢性痢疾

急性期治疗不充分，以致病程迁延两个月以上者为慢性。

临床表现：腹痛、腹泻反复发作，或大便次数较多而脓血便不明显。

治则：补中益气，清肠固涩。

取穴：

1. 清补大肠，独穴推 40 分钟效佳。

2. 外劳宫 15 分钟，清补大肠 15 分钟，二马 10 分钟，平肝 5 分钟。

第十四节　慢性消化不良（慢性胃肠炎）

一、病　　因

哺乳不按一定的时间，或乳量多少不等，使小儿有时过饱（胃扩大）、有时饥饿（胃缩小），亦有因断乳后常吃不易消化的食物，或小儿哭闹就给以食物，致使胃失去了正常的消化能力，肠的吸收也失去了正常规律，另有婴儿在出牙时引起的消化不良。

二、临床表现

食欲不佳，食量渐减，食后嗳气，呃逆，呕酸。由于缺乏营养，身体逐渐羸瘦和贫血，所以容易疲劳，常有昏昏欲睡的不活泼状态。大便多稀薄，呈绿色，有恶臭味，有时也可能发生便秘。脉多沉弱，间有细数的，体温一般正常，亦有略高的，面色苍白，无血色，两目暗淡无神，舌多有淡黄色的厚苔，皮肤干燥，肌肉消瘦。

三、取 穴

清肝 10 分钟，清补脾 10 分钟，分阴阳 10 分钟，外劳宫 15 分钟，日久者加二马 10 分钟，有热者去二马，加天河水 10 分钟。

推拿以后，对小儿的食量、哺乳时间，添加有营养、易于消化的食物等，都要注意，同时这也可以增加疗效。

第十五节 黄 疸

一、病 因

本病在小儿不常见，引起的原因也比成人较单纯一些。多数是由胃肠炎消化不良而引起，亦有因胆管炎和肝炎而引起的。

二、临床表现

在发生黄疸以前小儿多见食欲不振，口渴多饮，恶心腹胀或有呕吐、便秘等；发病时，白睛先发现黄色，继之皮肤也都发黄，并有瘙痒，小便呈黄褐色，粪便呈灰白色，若是治疗得当，三四个星期可以痊愈，若继续发展下去，则出现贫血、羸瘦、衰弱等现象，治疗也变得困难。最初脉略数，体温也可略高，逐渐脉成迟缓，体温也下降。也有虚热者，如皮肤用手触之有热感，眼睛、唇以及全身的皮肤有明显的黄色，是可靠的诊断。

三、取　　穴

清肝（为主）15～20分钟，清胃10分钟，清补脾10分钟，清小肠10分钟，有热者加天河水15分钟，无热者去天河水，加揉二马20分钟。

另外，饮食上要多吃一些富于营养和易于消化的食物。

第十六节　腹　　水

一、病　　因

如营养不良、心脏衰弱、肾炎、肝炎等，都能引起腹水，婴儿时期极少见。

二、临　床　表　现

腹部渐渐膨大，皮肤紧张，肚脐部突出，重者下肢皮肤用指压之则有明显的凹陷，不能及时恢复原状，若水肿波及胸部，则呼吸困难，不能安静卧睡；小便频而量少，食欲不振。初起的脉多浮数（易治），日久的脉多沉弱而迟（难治），体温变化不大，一般多正常，面色多苍白，有的下眼皮带肿，望诊是很重要的。

三、取　　穴

初起者清肝10分钟，清胃10分钟，退六腑15分钟，清小肠15分钟。日久者去六腑加揉二马10分钟，运水入土10分钟，最后都要掐五指节。亦可加揉大四横纹，推拿以后，对小儿的食物要注意，应吃有营养的食物和限制水盐的摄入。

第十七节　普通口内炎症（单纯性口内炎）

一、病　　因

多数是因上火有热引起的，也有因消化不良，或食物太热烫伤了黏膜，而致口内发炎。

二、临床表现

患者多有牙龈红肿，面颊内黏膜红肿，或舌上有少量溃疡白点（俗称口苔），唾液增多，嚼食时疼痛，所以食欲降低，吃乳时哭闹，睡眠也失常不安。发热者脉多数，其他原因者脉多无显著的改变，体温也无变化。

三、取　　穴

发热者清胃，清脾，天河水，六腑；不热者去六腑。为了加速疗效，在喂食物时，可以凉一点，以免刺激。若有溃疡可用"柿霜"适量撒在溃疡上，效果很好。

第十八节　佝　偻　病

一、病　　因

佝偻病是婴幼儿常见的营养不良病，属于中医学"疳证"、"鸡胸"、"龟背"、"五迟"的范畴。本病多因母乳不足或断奶后未及时添加辅食或喂养不当、营养失调所致。西医认为是维生素 D 缺乏而使钙磷代谢失常，形成以骨骼病变为主的全身性疾病。多见于 3 岁以内的小儿，尤以 6～12 个月的小儿发病率高。

二、临床表现

面㿠神疲，烦躁哭闹，多汗易惊，方颅环秃，发稀成穗，肌肉松弛，肋骨串珠，肋弓外翻，纳呆便稀，甚则五迟、鸡胸、龟背，生长发育停滞。

三、治　　则

补肝肾，益心脾，宁神志。

四、取　　穴

二马，补脾，平肝，天河水。

五、加　减　法

咳嗽有痰加八卦；惊重加小天心；大便稀加外劳宫。

第十九节　口疮、鹅口疮

一、口　　疮

（一）病因

口疮是小儿常见的口腔疾患。临床以口腔黏膜、舌及齿龈等处发生溃烂、疼痛、流口水为特征，多见于上呼吸道感染或高热之后。多因心脾胃经积热，循经上攻，发于口舌所致。

（二）临床表现

口内舌、颊、齿龈等处黏膜红赤溃烂生疮，疼痛拒食，口臭流涎。兼有发热、烦躁啼哭、小便短赤、大便秘结，舌红苔黄腻、脉数、指纹紫滞。

（三）治则

清热泻火。

（四）取穴

清脾胃，天河水。

（五）加减法

发热去天河水加六腑；流口水重加小横纹；烦躁惊悸加小天心；虚火上炎加二马，推涌泉。

二、鹅　口　疮

鹅口疮是因感染白色念珠菌而引起的口腔疾病，舌上满生白屑，状如鹅口，故称鹅口疮。多见于新生儿或久病体弱、营养不良的婴幼儿，或长期应用广谱抗生素，引起菌群失调，也可继发此病。中医认为是心脾蕴热，熏于口舌而成。

（一）临床表现

口内舌面生白屑，逐渐蔓延，互相融合如凝乳块，随擦随生，不易清除。伴有烦闹啼哭，吮乳困难，二便秘涩，舌红赤，指纹紫滞。

（二）治则

清心泻脾。

（三）取穴

同口疮。

第二十节　疝　气

一、病　因

凡是腹部脏器经腹壁薄弱或缺损处向体表突出者，统称为疝。

这里主要论述小儿常见的狐疝。多因先天不足、中气下陷、久坐湿地、寒凝肝脉所致。

二、临床表现

一侧阴囊及腹股沟有囊状肿物，时大时小，出入无常。每因咳嗽、站立、跑跳等腹压加大时增大，在安静平卧时缩小或消失。轻者无任何痛苦，重者阴囊坠胀疼痛牵及小腹。用手指由下而上轻推纳入腹腔时，可听到水泡声。

三、治　则

益气升陷，疏肝理气。

四、取　穴

补脾、平肝。或揉二马独穴久推必得效。

五、加　减　法

寒湿加外劳宫；有热加天河水；咳嗽加八卦、清胃；大便干结加运水入土；发惊加小天心。

第二十一节　夜　惊　症

一、病　因

本病多由于幼儿大脑受刺激和精神紧张而引起，造成夜间噩梦，形成夜惊症。城市里的幼儿多由于看神怪的图书和惊险的电影，以及大人讲些妖怪的故事而引起心神不安；农村多由于幼儿不听话时，母亲们多用恐吓及打骂的办法，导致幼儿精神紧张。

二、临 床 表 现

幼儿在夜间睡眠中忽然惊醒，发生恐怖状态，所以叫做夜惊症，它与急慢惊风有根本的不同。白天没有惊怕现象，夜间多忽然惊起，狂呼乱叫或大哭而醒，精神紧张恐怖，或求救助，或拥抱母亲，渐渐清醒一些，随即安静睡去，若不急速治疗，常能引起抽风和幼儿渐渐消瘦。脉象与体温多正常，主要靠主诉和详细的问诊，掌握致病的原因，施以正确的治疗。

三、取　　穴

新发现者清肝 10 分钟，清补脾 10 分钟，天河水 15 分钟，运八卦 15 分钟，日久消瘦者上法加揉二马 15 分钟。

第二十二节　夜啼症（哭夜）

一、病　　因

原因不清，有认为是婴儿夜间神经兴奋而致，有认为是生活中受惊吓而引起，有认为是与接生时剪脐带不洁有关，有认为是与患儿母亲在怀孕期性情暴躁和食刺激食物过多有关。

二、临 床 表 现

啼哭是在夜间，无论怎样安抚，孩子也是啼哭不止，若哺乳，则可因吮乳而暂停，吮饱后复哭，至白天则安静一些，或睡眠、夜间则又哭，哭的日期多数在五十天左右（俗叫哭七），就是说要哭到七七四十九天的意思，若因哭而引起抽风，则预后不良，多数哭到日期而自愈。脉与体温都正常，面部也无明显的体征，亦有面部微青的，亦有因哭而引起消化不良，面色苍白，肌肉消瘦等症状者。

三、取 穴

面部现青色者，清肝10分钟（为主），天河水15分钟，外劳宫15分钟，消化不良者，此法加清补脾10分钟。

第二十三节 脐风与发热
（破伤风，俗称七日风、四六风）

一、病 因

该病由破伤风杆菌从创口感染以后，产生毒素侵犯神经而引起。在旧社会里，我国农村群众沿用旧式接生，当孕妇临产时，有的放在土地上分娩，剪脐带的器具多是不洁带菌的剪刀，根本谈不到消毒，所以农村婴儿死于脐风的数目相当惊人。新中国成立后，党为了保证妇幼的健康，改用新式接生，本病的发生已大为减少，但由于农村多用粪便作肥料，加上卫生条件较差，所以本病仍有发现。

二、临床表现

感染轻者，被传染以后的第三四个星期才发病，发病多呈徐缓性，婴儿先见下颌强直，吮乳、咽乳困难，渐至牙关紧闭，额皱眉举，双目微闭，口角外引，颈部强直，面肌痉挛成苦笑形状，身部的肌肉僵直，头部后弯，胸部前伸，下肢强直，角弓反张，肘弯，手握成拳，呼吸间断，面色青紫，若汗出不止则预后不良，在发病之初急速治疗，可以痊愈。

重者，自传染至发病约在7天以内，发病多突然而起，全身立现痉挛，如轻病之最后临床表现，不急治，多于二三日内死亡，严重者虽治亦无效。脉数而紧（初生婴儿脉不可凭），体温最初在38~39℃之间，重者在39~40℃之间，或更高。若系幼儿诊断时，应首先看看身上是否有创伤，如牙关紧闭，苦笑面容和面色青紫则是本病的特征。若新生婴儿在一星期前后，仍然吮乳困难时，则当考虑是否为脐风。

三、取　　穴

清肝10分钟，天河水15分钟，拿列缺、掐五指，亦可加揉掐二扇门。

第二十四节　肾　　炎

一、病　　因

有因患传染性疾病继发者（如患猩红热或肺炎等），有因发惊以后发生者，亦有原因不明者（较多）。

二、临 床 表 现

初起面部、眼皮微肿，以后渐渐下肢也肿，严重者可能全身水肿（不易治）。伴有食欲不振，同时可能产生头痛、恶心、昏睡、目眩等现象，尿量一般减少，尿常带红褐色，或是混浊不清。初起脉多正常，亦有脉弱者，体温无大变化，间有升高者，面部带有苍白色的水肿。早晨眼皮肿的较重，对诊断有重要意义。

三、取　　穴

初起时，清肝10分钟，清胃10分钟，清脾10分钟，清小肠15分钟，带有热象者加退六腑，推过二三次以后，体温正常和日久者改为清肝、清胃、揉二马、补肾，最后掐五指节收功。

在推拿期间，对幼儿的饮食要适当注意。根据李大夫的治疗经验，幼儿肾炎，忌食并没有好的效果。因此，李医师推拿时，并不太严格限制食盐、饮水和蛋白食物的摄入，主要目的是使患者增加食欲，在辅助治疗上效果很好，幼儿是发育较快的时期，所需要的营养也与成人不同，若是限制了他们的饮食，势必造成营养缺乏，对肾炎是没有治疗作用的，抵抗力要大大减弱，病情必然加重。

第二十五节　遗　　尿

一、病　　因

有的与先天肾气不固有关，其他如膀胱病，肾脏病亦能致使小儿遗尿，晚餐饮水多也是夜间尿床原因之一。

二、临床表现

多于夜间不知不觉地排尿，有的一两次，或更多，亦有做梦后遗尿者，有的即使是母亲夜间很注意或晚餐不令其饮水，也不能减少尿床，好像成了习惯。脉象多无明显变化，体温多正常，主要是主诉和详细的问诊诊断，但是长久遗尿的患者多现面色苍白，或灰白色，神经也比较过敏。

三、取　　穴

身体较壮者，可以平肝，清补脾，清天河水，清小肠；身体衰弱的，可以清肝，补肾，揉二马，运水入土。若有热象，可以加天河水。病程短者治法可与身体较壮者相同，病程长者治法可与身体弱者相同。

小便频数者，取穴：清肝，补肾，揉二马，运水入土。

小便不利者，取穴：清肝，清小肠，推六腑。

第二十六节　癫痫（羊痫风）

一、病　因

有因先天脑部神经发育不全者，有因后天脑部受伤者，亦有由患者的父母遗传而来。发作的情况，大约可分两种，即轻型（小发作）和重型（大发作）。

二、临床表现

重型患者发作时面色骤变，不省人事，眼球上翻，全身肌肉先搐搦，遂即跌倒，倒后则全身（四肢较重）抽搐一阵，口中如作猪羊叫声，甚至咬舌，口吐泡沫，大小便失禁，渐渐安静或沉睡片刻，即可以清醒过来恢复正常；轻型多为短暂失去知觉或仅有两目直视，肌肉抽搐较轻，但每日发作的次数可能较多，也有多日发作一次的。凡是癫痫病的小儿多智力不全，或者痴愚，或者性情暴躁。若在幼儿期间不能治愈，对脑的发育影响很大。本病不多见，幼儿较婴儿多，治疗上也比较困难。

三、取　穴

重型：清肝 15 分钟，清补脾 15 分钟，退六腑 15 分钟，捣小天心 10 分钟。

轻型：清肝 15 分钟，清补脾 10 分钟，揉二马 10 分钟，捣小天心 10 分钟，最后都要掐一遍五指节收功。

第二十七节　目赤痛（急性结合膜炎）

一、病　　因

眼结合膜炎为细菌感染所致。

二、临 床 表 现

眼眵增多，羞明流泪，眼睑红肿胀痛，球结合膜充血，自觉眼热痛，怕光，发痒，眼内有异物感，小便涩，大便秘。

三、取　　穴

1. 二马10分钟，六腑10分钟，小天心10分钟。
2. 平肝清肺10分钟，天河水15分钟，小天心10分钟。

第二十八节　痄腮（腮腺炎）

一、病　　因

流行性腮腺炎俗称"痄腮"，是由病毒引起的一种传染病，多流行于冬、春两季，任何年龄均可发病，以学龄期儿童患病率最多，多由直接接触和飞沫传染途径传播。

二、临 床 表 现

发病时，先恶寒发热，食欲不振，恶心呕吐，头痛，嗓子痛，继之一侧或两侧腮腺部肿胀，以耳垂为中心漫肿，但酸不痛，舌苔黄腻，有时可并发睾丸炎、脑膜炎。

三、取　　穴

六腑 20 分钟，清胃 10 分钟，天河水 10 分钟。每日一次，3～4 次可消。

男孩可并发睾丸炎，表现为睾丸红肿疼痛下坠。取穴：①二马 15 分钟，补脾 10 分钟，清小肠 10 分钟。②二马 15 分钟，平肝 10 分钟，清胃 10 分钟，天河水 10 分钟。

第二十九节　疳积（小儿营养不良）

一、病　　因

本病主要是由于母乳不足或喂养不当所致。早产儿，长期生病如腹泻、慢性痢疾、结核病等也常是致病原因。

二、临 床 表 现

面色青黄、肌肉消瘦、皮毛憔悴、肚大坚硬、青筋暴露、懒进饮食、大便臭秽（长期消化不良）、小便混浊。

三、治　　则

消导攻积、补脾健胃。

四、取　　穴

1. 二马 15 分钟，补脾 15 分钟，平肝 5 分钟。腹胀重者加四横纹，有痰者加八卦。

2. 腹痛明显者改用：外劳宫 15 分钟，补脾 15 分钟，平肝 5 分钟。

以上两法均加刺四缝穴，隔日针 1 次，对疳积病有特效。

附：四缝穴

四缝穴是经外奇穴，为手少阴心经和厥阴心包经所过之处，位于食、中、无名、小指四指的中节纹。针四缝穴可以清热除烦，通调百脉，治疗疳积，特别适用于烦躁明显者。

第三十节　便　　秘

一、病　因

多因喝水太少，肠中积热，或没有养成按时排便的习惯，致大肠功能不正常而引起。

二、临床表现

大便秘结，排便费力，几日一行，重者肛裂出血或脱肛。

三、取　穴

1. 清补脾 10 分钟，清大肠 15 分钟，运水入土 10 分钟，平肝 5 分钟。

2. 略带热象者，运水入土 10 分钟，清大肠 15 分钟，平肝肺 10 分钟，天河水 5 分钟。腹胀加四横纹。

3. 独揉神阙 10 ~ 15 分钟，效果很好。

第三十一节　脱　　肛

一、病　因

多由小儿体弱，脾肺气虚，或泻痢日久所致。

二、临床表现及治疗

（一）实热脱肛

临床表现：肛门脱出不收，红肿刺痛，作痒。

取穴：清大肠 10 分钟，八卦 10 分钟，外劳宫 10 分钟，六腑（天河水）10 分钟。

（二）气虚脱肛

临床表现：精神萎靡，体弱无力，食欲不振，不甚肿痛，大便时肛门脱出。

取穴：

1. 二马 15 分钟，补脾 15 分钟，平肝 5 分钟。

2. 外劳宫 10 分钟，清补大肠 15 分钟，补脾 10 分钟。

3. 二马 10 分钟，清补脾 10 分钟，清补大肠 15 分钟。

上推七节骨或灸百会。

第三十二节　鞘膜积液

一、病　　因

鞘膜积液中医称水疝，因阴囊肿大如水晶状而得名。多因先天肾气不足，气化不利，水液下注；或因睾丸外伤、血瘀阻络，或寒滞肝脉、气机不畅、寒湿凝滞阴囊而成。

二、临床表现

患侧阴囊肿大偏坠，呈椭圆形光滑无痛性肿物，透光试验阳性。

三、治　　则

温肾健脾，理气化湿。

四、取　　穴

二马，补脾，清补大肠，平肝。

第三十三节　肠　套　叠

一、病　　因

1岁以内婴儿最易发生肠套叠，男多于女，多发于肥胖婴儿。本病因肠蠕动紊乱引起，常在腹泻后发病。

二、临 床 表 现

阵发性腹痛。突然哭闹不止，面色苍白，翻滚冒汗，伴呕吐，初为所进食物，继而呕吐胆汁。初起可有1~2次正常大便，继而出现黏液血便。右上腹可扪及腊肠样包块，右下腹空虚感。

三、治　　则

通腑理气，温中健脾，调理肠功能。

四、取　　穴

偏热者：外劳宫、清脾胃，清大肠。
偏寒者：外劳宫、清补脾、清补大肠、平肝；外劳宫独穴推1小时。

第三十四节　小儿麻痹症

一、病　　因

小儿麻痹症，即现代医学所称脊髓灰质炎，又名婴儿瘫。是由特异性嗜神经病毒引起的急性传染病。常于夏秋之间流行。1～5岁小儿多见。临床以发热（双峰热），伴有咳嗽咽痛、呕吐腹泻、全身肌肉疼痛，继则出现肢体麻痹和弛缓性瘫痪为特征。近年来由于采用了口服小儿麻痹减毒活疫苗糖丸，发病率已大大下降。

二、临床表现及治疗

（一）前驱期

1. 临床表现　发热，咳嗽，呕吐腹泻，咽红而疼，舌红苔薄腻，脉濡数，很像胃肠型感冒。

2. 治则　疏风解表，清热化湿。

3. 取穴　平肝清肺，天河水，八卦，清胃。

4. 加减法　高热加六腑。

（二）瘫痪前期

1. 临床表现　前驱期热退后1～4天，再度发热（双峰热），全身肌肉疼痛，感觉过敏，拒绝抱抚，烦躁多汗或嗜睡，舌红苔白腻，脉滑数。

2. 治则　清热利湿，祛风通络。

3. 取穴　清补脾，四横纹，天河水，五指节。

（三）瘫痪期

1. 临床表现　于第2次发热后2～4天，出现肢体瘫痪，肌肉弛缓无力，瘫痪部位轻重不一，以下肢不对称麻痹为多。瘫痪后1～2周开始恢复。1年半后尚未恢复者为后遗症期，患肢肌肉明显萎缩，肢体变细畸形。

2. 治则　补气养血，活血通络，扶正祛邪。

3. 取穴　二马，补脾，平肝，外劳宫，四横纹。

4. 加减法　上肢瘫加上肢分筋法；下肢瘫加下肢分筋法。面瘫加治口眼㖞斜法；日久肢凉痿废者加三关，以大补元气，壮阳助热；

若推后瘫肢逐渐转温，才有治疗希望。

第三十五节　肌性斜颈

一、病　　因

肌性斜颈俗称"歪脖"，是因难产损伤胸锁乳突肌，引起肌纤维挛缩而成。

本病不包括脊柱畸形引起的骨性斜颈、视力障碍的代偿姿势性斜颈或颈部肌麻痹导致的神经性斜颈。

二、临床表现

小儿生后一侧颈部有梭形或条索状硬块，其走向与胸锁乳突肌一致。头向患侧倾斜，脸旋向健侧，颈前倾。如不及时纠正，患侧面部相对变小，颅骨发育不对称，转侧活动功能受限。

三、治　　则

活血化瘀，舒筋活络，消肿散结。

四、治疗部位

对患侧胸锁乳突肌采用推揉、捻拿、弹拨、引伸等手法。

五、操作手法

1. 患儿仰卧，医者用拇指或食、中指螺纹面推揉患处2～3分钟。

2. 医者用拇指与食、中二指，相对拿住胸锁乳突肌的肿块，拿捻局部2～3分钟，注意手法宜柔和，不可用力太大。

3. 继以拇指弹拨患处 10 余次。

4. 医者一手按住患儿患侧肩部,另一手拿住患儿头部,轻轻地向健侧倾斜摇动 10 余次。接着一手扶住患侧头部,一手托住健侧下颌部,将患儿面部慢慢地向患侧旋转引伸 3 次。

5. 再用拇指螺纹面推揉患侧地仓、颊车、翳风、耳后高骨、风池、肩井等穴。

每次推拿约 10 分钟,每日 1 次。可将手法教给家长,自行按摩,一般 3 个月左右可治愈。

第三十六节 吐舌、弄舌

一、病 因

吐舌、弄舌是婴儿常见的舌部疾患,婴儿不断把舌头伸出口外,缓缓收回的称为吐舌。将舌头时露时收,不断玩弄的叫做弄舌。多因心脾二经积热所致。舌为心之苗,脾开窍于口,若心脾有热,循经上炎则易发生本症。另外吐舌、弄舌还往往是惊风的先兆症状。因热盛生风,肝风内动故有吐弄舌头之"风象"先露,医者应当引起警惕。若重病出现吐舌弄舌,则为心脾亏损、气血衰败的危象。至于先天痴呆的小儿,也有相似的表现,不属本病范畴,不可混淆。

二、临 床 表 现

小儿吐舌、弄舌,伴有发热面赤,口渴烦躁,小便短赤,大便臭秽,舌红脉数,指纹紫。

三、治 则

清心泻脾。

四、取　　穴

清脾胃，天河水。

五、加　减　法

烦躁发惊加小天心、平肝；尿短赤加清小肠。

第三十七节　新生儿不乳

一、病　　因

吮乳是婴儿的生理本能，出生 12 ~ 24 小时以后，尚不能吮乳者即为病态，称为不乳。病因有三：元气虚弱无力吮乳多致虚证；脾胃虚寒，产时受凉而致寒证；胎粪不下，秽热郁积，气机不畅而成实证。

二、临床表现及治疗

（一）虚证

1. 临床表现　气息微弱，哭声低微，吮乳无力或不吸吮，四肢不温，唇舌色淡，多见于早产儿。

2. 治则　培补元气。

3. 取穴　推三关 15 分钟，揉二马 10 分钟。

（二）寒证

1. 临床表现　生后不乳，面色青白，口鼻气冷，唇舌色淡，啼哭绵绵不休，口吐白沫或肢冷便溏。

2. 治则　温中散寒，健脾行气。

3. 取穴　外劳宫 15 分钟，补脾 10 分钟，八卦 5 分钟。

4. 加减法 肢冷便溏加二马以温补肾阳。

（三）实证

1. 临床表现 呕吐不乳，腹部胀满，大便不通，胎粪不下，小便短赤，啼哭声粗，舌红苔黄腻。

2. 治则 清热通便。

3. 取穴 八卦 5 分钟，清胃、天河水各 10 分钟，摩腹 1 分钟，下推七节骨 20 次。

第三十八节 新生儿吐乳

一、病 因

新生儿如果偶然作吐，量不多，不为病态，多因喂乳过多或哺乳方法不当引起。若呕吐不止或进乳就吐。则为新生儿吐乳症，须分辨病因治之。有因胎内受热或出生拭口不净，移恶下咽停留胃内或哺乳无节，伤乳停滞引起热吐；有因胎内受寒或产时感受风寒而致寒吐；也有幽门先天发育不良引起呕吐。

二、临床表现及治疗

（一）热吐

1. 临床表现 呕吐乳瓣酸腐，口中气热，不思吮乳，脘腹胀满，烦躁啼哭或二便秘涩，舌苔白厚，指纹紫滞。

2. 治则 清热和胃止吐。

3. 取穴 八卦、清胃、六腑；伤乳轻症取八卦、清胃、天河水。

4. 加减法 腹胀重加四横纹，以行气消胀；胎粪不下加清大肠，以通腑逐秽；夹惊加平肝，以疏肝健脾镇惊。

（二）寒吐

1. 临床表现　呕吐乳汁或黏液清水，伴面色青白，口鼻气冷，四肢发凉，屈腰而啼或大便稀溏，舌淡苔白，指纹淡隐。

2. 治则　温中散寒止吐。

3. 取穴　外劳宫、清胃、天河水。

4. 加减法　腹部受寒加一窝风，以宣通表里，温中行气；食少便溏加清补脾，以健脾助运，补中安胃。

第三十九节　新生儿黄疸

一、病　　因

新生儿黄疸是指新生儿出生后，全身皮肤、黏膜及巩膜出现黄疸颜色的症候。因多与胎孕因素有关，故又称为胎黄或胎疸。分生理性和病理性两类。

黄疸起于出生后 2~4 天，经 1 周左右即自行消退者，称之为生理性黄疸，不需治疗。

若黄疸超过 7~10 天，并日渐加深或兼有其他症状者，则为病理性黄疸，须辨证施治。临床分湿热熏蒸、寒湿阻滞两类。

二、临床表现及治疗

（一）湿热发黄（阳黄）

1. 临床表现　皮肤面目发黄，颜色鲜明或有发热，小便深黄，大便秘结，舌苔黄腻，指纹紫。

2. 治则　清热利湿。

3. 取穴　清补脾，平肝，清胃，天河水。

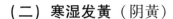

（二）寒湿发黄（阴黄）

1. 临床表现　面目皮肤发黄，颜色晦暗，神疲身倦，四肢欠温，大便溏薄灰白，苔白腻或白滑，指纹淡红。

2. 治则　温中健脾化湿。

3. 取穴　外劳宫，清补脾，平肝，二马。

第四十节　惊　　风

一、病　　因

惊风又称惊厥，俗称"抽风"，是儿科常见的急症。临床以出现颈项强直、四肢抽搐，甚至角弓反张或意识障碍为特征。在一年四季很多疾病中都可发生，一般以1~5岁小儿多见。由于发病危急，变化迅速，威胁小儿生命，故被列为儿科四大症之一。

根据惊风发病有急有缓，证候有虚有实、有寒有热的特点，临床上分为急惊风和慢惊风两大类。急惊风多因外感时邪，热极生风，或乳食积滞、化热生痰，痰热内闭引动肝火，蒙蔽清窍而成之。或已内蕴风痰，外遇大惊卒恐，神散气乱，风火相搏发为急惊。慢惊风多由急惊误治转变而成；或因吐泻、久痢损伤脾胃；热病后期津亏阴伤，气血两虚，筋脉失养，虚风内动。或先天不足，一病即成慢惊。

二、临床表现及治疗

（一）急惊风

1. 临床表现　暴发壮热，神志昏迷，两目窜视，牙关紧闭，颈项强直，四肢抽搐，角弓反张，痰壅气促，大便秘结，小便涩艰，面红唇赤，口中气热。脉浮数或滑数，指纹青紫，透关射甲。

急惊风虽起病急骤，但在发作之前，多有先兆症状，如发热呕吐、烦躁不安、睡眠惊惕，或摇头弄舌、咬牙龀齿、眼珠斜视、时发惊啼、撕发打头等。

2. 治则　清热豁痰，平肝息风，开窍镇惊。

3. 取穴

（1）急惊风发作时的急救处理：拿列缺，掐人中，掐百会，拿精宁、威灵。针刺百会、风府、耳门、听宫、听会、牵正。手法为点刺。若牙关紧闭、角弓反张时速将患儿两腮内络脉，用三棱针刺出血，可迅速缓解症状。若痰涎上壅，可采用咽头两侧（双颊车下1寸处）刺出血，并针刺天突、璇玑、华盖、膻中，或随症使用人中、印堂、哑门、大椎、太冲、合谷、涌泉等穴。

（2）抽风缓解后，推拿取穴：退六腑20分钟，平肝清肺、天河水各10分钟，捣小天心5分钟（目上视向下捣，目下视向上捣，左视右捣，右视左捣），拿精宁、威灵，掐五指节（每节掐五次）。

4. 加减法　胸闷有痰加八卦；头痛加阳池。

（二）慢惊风

1. 临床表现　面色萎黄或青白，形羸神疲，昏睡露睛，抽搐缓而无力，时作时止，或肢冷便溏等。舌淡苔白，脉沉弱。

2. 治则　扶元固本，培补中气，平肝息风。

3. 取穴　阳池、二马、补脾、平肝、小天心。

4. 加减法　有热加天河水；痰盛加八卦；腹痛加外劳宫；腹泻完谷不化加清补大肠。推拿结束掐五指节，拿精宁、威灵。抽风缓解后禁睡。

第六章

小儿其他疾病的李氏推拿疗法

第一节　小儿胁疽

一、病因病机

小儿胁疽属于外科病，发于胁部而皮色不变，谓之"胁疽"，痛有定处，属寒。

二、治　　则

助阳托里，引毒透发。

三、取　　穴

外劳宫，引毒透发加平肝清肺。阴证转阳，有热者，加天河水。

附案例2则

案1：李医师遇到过一个四岁小儿，左胁部忽然拒按，渐至轻触亦大声哭叫，而一直不红不肿，不知何病，四十余日无人能治（按：皮色不变，痛处不移，属阴属寒，剧痛，尚属阴中之阳证，轻触即痛，病位较浅）。李医师采用外劳宫兼平肝清肺，意在助元气兼引病外出（按：如此确定治则及取穴，深合机宜。阴寒则回阳以扶正气，就其部位乃肝经所经之处，正宜采用平肝，肺穴能透表外出，引之向外，正是治此病的正确措施）。数日后痛处渐见红肿高起，又渐而聚结成形（已由阴转阳，由内出表，变为阳证）。顶软溃破，流出黄水（脓不稠，气尚虚），兼用外科治疗，仍续用外劳宫（助阳托里，取穴正确），毒尽愈合。

案2：患儿剑突下痛不可忍，亦皮色不变，与前儿相似，人亦不知何病。因有前次经验，仍主用外劳宫，兼其他清热穴位，也变为阳证。对已溃未溃之疽，用外劳宫都有良效，即使其毒深伏，也可以一面护心，一面托透而出，使邪不内陷。究其疗效，由于此穴能大补元气，加强机体抵抗力。功同参芪而无用之过早之弊，拟之方剂又类似"阳和汤"，但阳证也同样可用，也不致发生偏胜。引申其义，则一切内外科虚证，不论寒热，外劳宫都可采用。

第二节　膀胱郁火，砂淋石淋

一、病因病机

湿热蕴积下焦，注于膀胱，小便涩刺痛，痛引少腹或下砂石，既有成人，也有小儿，见小便涩痛，病因相同。治疗之法，须用平肝法，以助疏泄；肾虚运化不利，须补益肾阴肾阳，清小肠膀胱，利小便，排出湿热，治疗成人小儿，都是如此。

二、治　　则

益肾清热，祛湿利尿。

三、取　　穴

二人上马，平肝，清小肠。

第三节　肾阳不足

一、病因病机

肾为先天根本，小儿先天不足，主要系先天性肾虚，可见"五软""五迟"等表现，身体发育迟缓，精神不振，筋骨萎缩，当补肾中水火，二人上马，可用为独穴，此穴对成人有治疗阳痿作用，虽老人也同样有效。老人常揉此穴，腰痛腿酸，眼花头晕，都可改善，精神倍增。

二、治　　则

补益肾中水火。

三、取　　穴

二人上马为独穴，多揉久揉。

第四节　胆火（胆囊炎）

一、病因病机

胆与肝脏相表里，为中正之官，胆火常由肝郁化火而来，因后天喂养不当，先天禀赋不足或受到惊吓而致病。

二、治　　则

益肾，清脾胃，利肝胆。

三、取　　穴

二人上马，清胃，清补脾，平肝。

第五节　脑　　病

一、病因病机

肾主骨，骨生髓，髓通于脑，脑为髓之府，因而中医治脑病时以治肾为主，通过治肾以治脑，推拿也根据这个理论取穴。推拿治脑炎，除用其他清热穴位外，采用补肾法。李医师说肾穴通脑最快，治脑炎有良效，但须多推。或兼见目不见物，项软头摇，则加安脑息风法。

二、治　　则

清热安脑息风。

三、取　　穴

二人上马，补肾，阳池。

第六节　热病成哑

一、病因病机

患热病小儿，忽见哑不能言，须益肾以安脑，并抑制上焦之热，并须清肺，如此配合，哑即可愈。

二、治　　则

益肾安脑，息风清热，清肺镇降。

三、取　　穴

二人上马，阳池，平肝，下捣小天心，清肺。

第七节　寒热错综

一、病因病机

小儿时寒时热，脉乍大乍小，面色变幻不定，此为寒热错综之证。李医师以通和气血，解寒热纠结为治。

二、治　　则

和气血，解纠结，散寒热。

三、取　　穴

大四横纹，为独穴。

第八节　肝　　病

一、病因病机

李老认为小儿肝病，目睛多浑浊不清朗（肝开窍于目），其机理随其出现的症状，看何脏何腑受侵，治疗以平肝为主，随症加穴，多取良效。推拿平肝可通治一切肝病。

二、治　　则

疏肝，清热，化郁，配合其他穴位随症治疗。

三、取　　穴

平肝为主。

第九节　喉症（咽颊炎）

一、病 因 病 机

由各种病因引起的咽颊部粘膜炎症。可分为急性和慢性炎症。是小儿常见病之一。临床可分为急、慢性二型，以急性型较多见。

二、治　　则

清热利咽

三、取　　穴

取手阳明大肠经穴位，用拿法。卡拿合谷穴。咽喉病症可以选用合谷穴配合其他穴治疗，特别是喉痛可用之。其法以食指卡住与合谷穴相对的掌内部分，用大指按住合谷穴，与食指合力卡拿，取效良好。

第十节　虚 火 牙 痛

一、病 因 病 机

肾主骨，齿为骨之余，肾虚龙雷之火上扰，每致牙痛，即属虚火牙痛。肾阴足则火不上泛，肾阳足则火归其原，故补益肾中真阴真阳是治虚火牙痛的要法，但如用之痛反加剧，则属实火，须用清热法。

二、治　　则

益阴潜阳，引火归原。

三、取　　穴

二人上马，补肾。

第十一节　自汗盗汗

一、病因病机

自汗盗汗，虚证为多，气不能摄，表不能固，汗出无时，谓之自汗；入睡即汗，醒后即止为盗汗，多因阴虚内热，迫汗外泄。前者为阳虚，后者为阴虚。李医师主张，无论阳虚阴虚，总属元气不足为主，大补元气，自然汗止表固，试之有效。

二、治　　则

大补元气，止汗固表。

三、取　　穴

三关，有虚热加天河水。

第十二节　牙龈出血

一、病因病机

牙龈出血，多属脾胃虚热，亦有实热者，龈微肿微痛者属虚，由肾阴虚虚火上浮，合脾胃虚热而致；实火的牙龈红肿而痛，口腔有臭气，大便秘结，由胃火上升，血随火动而致，虚实须辨，治法各异。

二、治　　则

虚火牙龈出血，退肝肾脾胃虚热。实火牙龈出血，清肝脾胃实热。

三、取　　穴

虚：清补脾，平肝，清胃，二人上马。
实：清脾，清胃，平肝。

第十三节　劳伤发热

一、病因病机

小儿劳伤发热多属于气虚、阴虚发热，症见耳鸣、目眩、腰以下痛、腿酸足软、目赤而不痛，属于肾亏，脉象细数无根，两尺稍重按既无。

二、治　　则

补肾补命门，引火归原。

三、取 穴

二人上马，补肾。

第十四节 小儿虚弱

一、病因病机

小儿血亏体弱，面色苍白，少神无力，不思饮食，而无发热症状。李医师采用补肾助元气，治肝脾的治则治疗，如见面色渐转红润，就是得效的征象，继续如此治疗，可以逐步痊愈获健康，如仅不思饮食，而无其他的虚弱症状，单纯治脾就够了。

二、治 则

补肾助元气，治肝脾，仅见不思饮食，健脾。

三、取 穴

二马，外劳宫，平肝，补脾。仅不思饮食清补脾即可。

第十五节 脑积水

一、病因病机

先天不足的小儿，可患脑积水病，症见头重于身，摇曳不定，肢体似不能支柱，或见视物模糊不清，脉滑细无力。

二、治 则

益肾健脑，息风镇降。

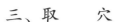

三、取 穴

二人上马，阳池，下捣小天心。

第十六节 贫 血

一、病因病机

早产婴儿，或其母亲在妊娠期内患贫血症，则婴儿发生贫血比较早，比较严重，由于生活不够好，或营养缺乏的婴儿则发生贫血比较晚，又有因慢性传染病产生的贫血，其他如腹泻日久，慢性痢疾，都能引起贫血。

二、临床表现

早期贫血者，面无血色，食欲不振，软弱无力，肌肉松弛，发育迟缓，营养不良，面色多呈微黄或苍白，并常有倦怠（不愿活动），眩晕（站立不稳）等现象。脾脏有时可以增大，其他因传染病而致的贫血，则因病源不同，所产生的形状也各异，但面黄肌瘦，两目暗淡，无神是必然现象。早期和营养不良的贫血，脉多迟缓，体温多正常或略低，但亦有虚热的（较严重）。

三、取 穴

早期贫血者，补肾，清补心，揉二马，清肝。营养不良者，补脾，清补心，揉二马，清胃。有虚热者，加天河水。日久出冷汗者，去天河水加推三关。因传染病引起的，应治原发病。

第十七节　坏血病（维生素 C 缺乏症）

一、病因病机

有因母体怀孕期间缺乏营养者，有因生后母乳中缺乏一种营养素者，又有因不能吃母亲的乳汁，专喂牛乳和其他缺乏营养的食物所致。主要原因是缺乏维生素所致。

二、临床表现

已出牙的婴儿多见牙根肿，外呈暗红或紫色，有时微烂或出血，其他如鼻出血等，是常见的症状，日久则长骨两端肿大或变形（如上下肢弯曲）。脉多迟缓，兼有微数的，体温有时略有升高或下降，面色带青色或苍白，唇常显青色，身体渐渐羸瘦，皮肤干燥而不润。

三、取　穴

牙根肿烂与鼻出血，并有热者，清脾，清胃，清肝，补肾，若推两三次以后热象消退，加揉二马。本病治疗较慢，非长期治疗效果不能显著。若病情很久，骨已变形则推拿亦不能有效，即使病情轻者，推拿后也应在饮食方面多加富于营养和含维生素 C 多的食物，以加速疗效。

第十八节　小儿瘫痪（小儿麻痹症）

一、病因病机

本病是由脊髓灰质炎病毒侵犯脊髓所引起的，以 6 个月以上至 2 岁婴儿患者较多，夏末秋初为传染季节，由于胃寒和抵抗力较弱，或患者接触或者吃了带病毒的食物可被感染。

二、临床表现

最初突然发热，头痛，寒战，恶心，食欲不振和无炎症症状的咽痛，渐渐皮肤知觉过敏，颈部、背部、脊椎有疼痛的感觉，故小儿哭闹，出大汗和时有昏睡。在四五天内，则有上肢或下肢或一侧或两侧，发生肌肉弛缓、麻痹，轻的患者可以在一两周内恢复正常，属于极少数，但大多数患儿是一侧肢体麻痹，肌肉渐渐消瘦、萎缩，活动不能自主，身体逐渐消瘦，而成终身不治之症。最初脉极数而紧，体温也突然上升，至39~40℃，面部微红，用手摸患者的颈部则有痛感。但只凭这些症状诊断小儿麻痹并不容易，所以在流行地区和流行季节里，要根据症状密切观察婴儿发病迹象。当发现患儿不愿别人抚抱，及脊背强直、四肢活动发生震颤时，已是瘫痪的先兆，诊断时较易，治疗困难。

三、取　　穴

起病24小时以内的，推六腑（主穴），天河水，清肝，清肺，推的时间要长，直至见效或推愈为止。若推拿后24小时发热仍不退，症状也不减轻，则难以推愈。

若是治疗晚了或已经成为瘫痪，也不发热了，推拿时应先补脾，再揉二马，揉外劳宫，推三关，清肝，极轻者可以恢复，重者虽不能治愈，但也可以减轻瘫痪。

第七章

李德修小儿保健推拿法

小儿保健推拿法，对开发儿童智力，促进生长发育，提高抗病能力，保护儿童健康成长有良好效果。操作手法简便易学，安全可靠，保健作用显著。家长在掌握本法后，对小儿的一般疾病，可以自诊和自防。

保健推拿一般宜在睡前或清晨进行，每天操作 1 次，7 次为一疗程，休息 3 天，可进行第 2 个疗程。若患急性传染病可暂停，待愈后再恢复保健推拿。

第一节　保脾保健推拿法

一、概　　述

保脾保健推拿法可预防治疗腹泻、营养不良、湿疹、肝炎等疾病。

小儿生长发育所需要的一切营养物质，均需脾胃化生之气血供应。而婴幼儿肠胃幼嫩，消化力弱，功能不足。又因生长发育快，所需营养物质多，故小儿脾胃运化水谷的负荷相对过大。喂养不良，易引发脾胃功能紊乱，导致呕吐、腹泻、厌食、疳证等脾胃病发生。因此保脾保健是保护小儿成长的重要方法。

二、取　穴

清补脾10分钟、八卦5分钟、捏脊3～5遍。

三、保健作用

健脾和胃，增进食欲，增强体质。

四、保健范围

脾胃虚弱，食少吐泻，疳积等。

第二节　保肺保健推拿法

一、概　述

小儿肺脏娇嫩，不耐邪侵。腠理不密，卫外功能未固，屏障能力不足。每当气候剧变、寒温失常时，极易感受外邪。邪气不论从口鼻吸入还是由皮毛侵袭，首先犯肺。故感冒、咳嗽、肺炎、哮喘等呼吸系统疾患列儿科病之首位。所以保肺保健推拿在儿科占有重要地位，可预防治疗感冒、支气管炎、哮喘、百日咳等疾病。

二、取　穴

平肝肺、清补脾、天河水各10分钟。

三、保健作用

益气宣肺，顺气化痰，扶正祛邪，固表强卫，预防感冒。

四、保健范围

体质虚弱，反复感冒，咳嗽气喘，肺炎恢复期，哮喘缓解期的小儿。

第三节　安神保健推拿法

一、概　　述

小儿时期，神识未发，神气怯弱，神经系统发育未全，外界事物刺激易引起强烈的反应。因此惊触异物，耳闻异声，则易受惊恐，甚则导致惊厥。小儿热证居多，热盛引动肝风，易发生抽风。即使是健康小儿，在睡眠中或游戏时，突闻响声也易发生惊惕，故安神法是小儿常用的保健方法，可预防治疗小儿惊厥、佝偻病。

二、取　　穴

平肝、清天河水各 5 分钟，捣小天心 50 次，阳池 2 分。

三、保　健　作　用

宁心安神，镇惊息风。

四、保　健　范　围

暴受惊恐，惊悸不宁，烦啼不眠，急慢惊风等。

第四节　益智保健法

一、概　　述

小儿脑发育最快的时期，是在出生后第一年，到 3 岁时，皮质细胞已大致分化完成，8 岁时已与成人无大分别，以后的变化主要是细胞功能的日渐成熟与复杂化。目前国内把加速脑的成长发育作为开发智力的重点。智力开发越早越好，3岁以前更为关键。小儿智商的高低，取决于先天肾精是否充盛。小儿智力不全，是由先天胎气怯弱，肾气亏虚或病后肾虚所致。可见不论是先天或后天因素，总不离肾虚，因此要提高小儿智力，必须以补肾益精，健脑益智为宗旨。本套手法可预防治疗乙脑、脑脊髓膜炎。

二、取　　穴

揉二马30分钟至1个小时。

三、保　健　作　用

二马穴能补肾益精，健脑益智，独穴多揉久推，必能大补肾中水火，壮元气，填精髓，强腰膝，促进生长发育。

四、保　健　范　围

先天不足，五迟五软，脑发育不全，脑病后遗症，脑震荡，脑外伤后遗症及各种惊风后遗症等。

第五节　眼部保健推拿法

一、概　　述

眼为人体视觉器官，主要生理功能是视物变色，表达感情，对人极为重要，被视为“人身至宝”。

儿童正处在长身体时期，随着生长发育，视力应该越来越好。可是不少小学生，不注意保护眼睛，看书写字姿势不正确，长时间近距离阅读、看电视、玩电子游戏，加重视力疲劳，弄得头昏脑胀，

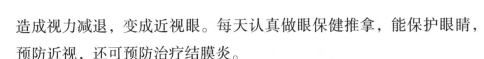

造成视力减退，变成近视眼。每天认真做眼保健推拿，能保护眼睛，预防近视，还可预防治疗结膜炎。

二、取　穴

揉攒竹、闭目揉睛明、揉太阳、刮眼眶、揉风池各36次。

三、推拿操作

按摩攒竹、四白、太阳3穴时，要用双手食指面，同时按压左右两侧穴位，找出酸胀感最显著的一点，做灵活的揉动；揉睛明时，双眼闭合，用一只手的拇、食二指，相对用力捏揉左右两睛明穴；刮眼眶，左右拇指分别按住太阳穴，四指卷起，以食指第2节内侧面刮眼眶一圈，先上后下，上眼眶从眉头刮到眉梢，下眼眶从内眼角刮到外眼角；揉风池穴，用两手拇指面同时按压两风池穴，产生酸胀感后再揉之；按摩时手法要正确，用力应均匀、持久、柔和，使酸胀感渗透穴位深处，才能获得最佳效果。否则马虎敷衍，偏离穴位或只接触皮表，是毫无作用的。

四、保健作用

疏通经络，运气行血，增强视力，保护眼睛，预防近视。

五、保健范围

弱视、近视、远视等各种眼科疾病，长时间看书、看电视造成视力减退者。

附：近视眼的保健推拿

主要特征为只能看近，不能看远，久视则感眼睛疲劳，头昏眼花，视物模糊。

取穴：揉天应穴（攒竹下3分钟，目眶内骨膜间）、攒竹、睛明、鱼腰、丝竹空、四白、太阳，共10分钟。

作用：滋阴养目，舒筋活血。

治疗完毕，令病人闭目静卧10分钟，以提高疗效。教病人每天睡前自我推拿，揉二马20分钟、平肝5分钟。

第六节 鼻部保健推拿法

一、概　述

鼻为肺窍，是呼吸的通道，司嗅觉，辨香臭，助发音。小儿鼻腔狭窄，鼻黏膜柔嫩富有血管，易受感染而充血肿胀，引起鼻塞和呼吸困难。所以急慢性鼻炎等也是儿童常见病。进行鼻的保健推拿，可保护鼻腔，预防鼻病。

二、取　穴

揉迎香，平肝肺，天河水，一窝风。

三、推拿操作

揉迎香，以两手食指面分别按揉左右迎香穴36次；擦鼻梁，以两手拇指背按鼻两侧，由迎香向上推至鼻根，往返按摩至局部发热；揉风池的操作同眼部保健法。

四、保健作用

通经络，活气血，开窍逐邪，疗鼻病，防感冒。

五、保健范围

各种鼻炎、鼻出血、感冒预防等。

第八章

李德修及其传人临证病案选

第一节 发 热 案

1. 马某，男，10月龄。2013年12月6日初诊。

发热1天，伴流涕轻咳，吃奶差，二便调，面色微黄，舌红苔薄白，指纹紫浮露。

诊断：外感发热。

治则：清热解表。

取穴：清肺平肝，六腑，八卦。

复诊：第2天复诊，推后热退，安睡，吃奶好。改穴继推清肺平肝、天河水、清胃，共推2次治愈。

2. 刘某，男，2岁。1979年10月24日初诊。

发热1天，发病前一天吃饺子、鸡肉过量，午后发热，夜间体温39℃，不咳不流涕。腹热胀痛，未大便，呕吐1次，呕吐物为不消化的食物，不思进食，烦闹不眠，面色黄，舌红苔薄黄腻，指纹紫滞，腹胀拒按。

诊断：食积发热。

治则：清热消食导滞。

取穴：八卦，清脾胃，六腑，清大肠。

复诊：推后热退，未呕吐。大便1次，色黄量多，有未消化的食物残渣，气味臭秽，便后患儿不哭闹能安睡，仍不愿吃饭。改穴治

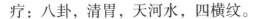

疗：八卦，清胃，天河水，四横纹。

三诊：推后未吐泻，能吃稀饭饼干，腹软不胀，精神活泼。取穴：八卦，清胃，天河水，以巩固疗效。

3. 张某，女，1岁。

每天夜间发热，体温在37.5～38℃，出汗多，手足心热，纳可，大便稀，消化不良。在西医院查血象：白细胞24200，中性34%，淋巴64%，单核2%，以发热待诊，治疗未奏效。查体：面色黄，舌淡红苔薄白，脉滑无力。

诊断：低热（气阴两虚）。

治则：益气助阳，滋阴退热。

取穴：二马，三关，六腑。

推拿2次，病情同前。改穴：分阴阳，外劳宫，清胃，六腑，涌泉。推一次热退，守上穴继推2次，体温正常，惟手足心热。化验血象：白细胞15.1×10^9/L，中性58%，淋巴40%，单核2%。取穴：清补脾，外劳宫，二马，天河水，捏脊。推拿11次，白细胞正常，面色红润，精神好，纳佳眠安。共推拿半月痊愈。

4. 周某，女，1岁。2013年7月21日初诊。

从床上跌落地下而致发热、发惊、哭闹不安1天，体温38℃。

诊断：惊热（惊则气乱，心火上炎引动肝火上升所致）。

取穴：上三关，取天河各15分钟。

推拿1次，热退神安而愈。

第二节　感冒（亦称伤风）案

1. 张某，女，7月龄，住青岛市苏州路。于1956年12月27日来院门诊，病历号10384。

患儿发病十几天，发热，喷嚏，有时咳嗽，并有轻微腹泻。体温 39.9℃，面部潮红，唇干燥。

取穴：清肝，清肺，六腑（每个穴推 1000 次）。

复诊：28 日体温降到 36.5℃，仍有轻咳，用前法推之，于第 2 日一切症状消失，完全恢复健康。

2. 王某，男，1 周岁，住青岛市某公司宿舍。于 1959 年 8 月 3 日来本院门诊，病历号 15044。

患儿于 7 月 29 日发热，曾到某诊所注射治疗，未愈，仍发热，上午轻，下午重，睡眠不安，有时咳嗽，发惊，并带有轻腹泻。脉浮数，体温 40.7℃，面红，鼻干，手足皮肤发凉，腹部发热。

取穴：清肝，清肺，六腑，天河水（各推 2000 次）。

复诊：5 日上午体温 37℃，脉正常，一切症状都大为减轻，仍照前法推之。7 日又来检查，一切症状消失，表现十分活泼。

3. 林某，女，1 周岁，住本市航海俱乐部。于 1957 年 4 月 11 日来本院门诊，病历号 12420。

患儿近两天食欲不振，发热，头痛，鼻流清涕，咳嗽，脉浮数，体温 39.2℃（值本市流感流行月间）。

取穴：清肝，清肺，六腑，天河水，阳池（各 2000 次）。

复诊：12 日脉仍数，体温降低至 38.6℃，但有哭闹，按此法推之，13 日一切症状消失，恢复为活泼带笑的小宝宝。

4. 卢某，男，两岁半，住青岛市日报社宿舍，于 1957 年 4 月 15 日来院门诊，病历号 12844。

患儿近几天食欲不振，流鼻涕，下午很懒，不愿动，咳嗽，夜间重，并有时腹痛，近来流感很多，像染有流感的症状。脉浮数，体温 38℃，两目发青，面色苍白。

取穴：清肝，清肺，清胃，天河水，揉外劳宫（每穴各推 2500 次）。

复诊：17 日，脉正常，体温正常，一切症状减轻，仍用原法推之，于 18 日，症状完全消失，恢复健康。

第三节　百日咳案

1. 栾某，女，1 岁半，住本市延安路。于 1956 年 6 月 28 日来院门诊，病历号 6092。

患儿咳嗽已有 1 个月以上，曾先后在两家医院检查，诊为百日咳，咳时带有呕吐，近日并有腹泻，晚间发热重。脉细数，体温39.5℃，面色苍白，清瘦。

取穴：清肝，清肺，八卦，天河水，外劳宫（每穴各 2000 次）。

复诊：29 日所有症状都有减轻，体温下降至 38℃，按原法推之，并加五指节，每节揉 10 次，以后未曾治疗。曾向患儿母亲访问病情，很快好转，三四天就恢复健康。

2. 高某，女，3 岁半，住本市鱼山路 11 号，于 1957 年 5 月 29 日来本院就诊，病历号 13639。

近来患儿食欲不佳，咳嗽已有 20 天，每次咳嗽持续时间很长，并且伴有呕吐，夜间较重，曾到某医院检查过，疑是百日咳，并在该院治疗，无效，遂来我院。脉正常，体温正常，面苍白，眼皮略有浮肿，有阵咳。

取穴：清肝，清脾，清胃，运八卦，清天河水（每穴推 2500 次）。

复诊：5 月 31 日，症状无变化，原法推之。

6 月 3 日，症状如前（既未减轻也未加重），仍按原法每穴推3000 次。

6 月 6 日，一切症状都有减轻，小儿精神较好，并且也活泼了，原法推之。

6 月 11 日，咳嗽减轻很多，不但次数减少，间隔时间也长，呕吐也减轻了，面部无百日咳体征表现，原法推之。

6月14日，咳嗽极轻，也不吐了，食欲增加，原法推之。

6月18日，所有症状完全消失，一切都很正常，完全恢复健康。

第四节　哮　喘　案

1. 崔某，男，3岁半，2005年6月5日初诊。

患哮喘年余，每因感冒而发，愈来愈重。前天浸冷水而诱发，夜间喘咳加重，胸高抬肩不得卧，咳吐清稀黏痰，汗出大便干。用西药治疗不奏效。查体：面黄神疲闭目，舌淡苔薄白，喉间痰鸣，呼吸困难，脉细数。诊为哮喘。

治则：降气化痰平喘。

取穴：逆运八卦、四横纹各20分钟，揉二马15分钟，退六腑15分钟，以降气通便。

复诊：推后大便一次，便后腑后已通，肺气得降，故病情明显好转，呼吸畅利，咳而微喘，精神恢复，食欲增进。按原穴推拿1次，咳喘轻微，吐痰爽利，精神活泼。改穴八卦、清胃、天河水、二马，继推3次而告愈。

2. 张某，男，7个月，2010年12月19日初诊。

咳喘3天，喘咳有痰，入夜尤甚。发热烦躁不安，入食呕吐。曾在某医院治疗未效。查体：面色青黄，舌淡红苔白，肺部听诊有湿性啰音。X线检查：双肺纹理粗乱。测体重10公斤，诊为咳喘（喘息性支气管炎）。

治则：清肺化痰，止咳平喘。

取穴：逆运八卦，二马，四横纹，退六腑，加揉天突、膻中、肺俞、按弦走搓摩。

复诊：推拿2次，仍夜间喘息，烦恼不安，大便稀。肺部听诊有哮鸣音。守上穴，去二马加清补脾，继续推两天，喘咳减轻，易汗出。改穴：逆运八卦，二马，清肺平肝，四横纹天河水，推三次，病情明显好转，喘轻，晨起喉中有痰，纳增，大便正常。改用下穴：补脾、二马、小横纹、四横纹、揉膻中、肺俞，推拿四次，咳喘全消，食欲大增，安睡不闹，大便成形，体重增长1公斤。10天后随访，患儿面色红润，扶物能站立，智力增长，能发单音如"爸爸"、"打打"，治疗前患儿夜间咳喘烦闹，家长整夜抱着满地走，苦不堪言，现在小儿上午和下午各睡2小时，夜间安眠8小时不醒，体重增长半公斤。

第五节 消化不良腹泻案

1. 盖某，男，8月龄，1958年7月3日来中医院儿科初诊。门诊号：24025。

患者于1958年6月13日起，发生呕吐、腹泻，每日呕吐6~7次，腹泻7~8次，黄色稀便，治疗无效。

1958年6月16日赴市立某医院儿科门诊就诊。当时有轻度脱水，腋下体温37.4℃。血象：白细胞计数15.1×10^9/L；白细胞分类：中性粒细胞40%，嗜酸性粒细胞20%，淋巴细胞58%。

治疗：合蘑素糖浆，维生素B、C及葡萄糖内服。

6月21日复诊：腋下体温36.3℃，大便仍稀，每日2~3次，有不消化食物残渣，口内生疮，呕吐每日两次，近日小便减少。

查体：前囟凹陷，精神不振，舌苔厚。

诊断：消化不良。收入病房治疗。

在该院住院经过情况摘录如下：

6月21日病儿入院后，即给静脉补液，内服抗生素及维生素B、C，并以甲紫涂生疮之口腔黏膜。

6月24～25日，腋下体温37.8℃，静脉补液，注射维生素B$_{12}$。

6月26日，腋下体温38.4℃，拉出粪便带有黏液，腹胀大。处理：静脉补液。

6月27日，腋下体温38.4℃，查白细胞计数12.5×10^9/L。分类：中性粒细胞40%，嗜酸性粒细胞3%，淋巴细胞57%。处理：青霉素10万U，肌注，1日2次。

6月28日腋下体温37.6℃。处理：小檗碱1片，口服，日3次；静脉补液750ml；并输血浆80ml；吸氧；肛管排气。

6月29日，腋下体温38.7℃，腹泻严重。处理：补液；胃蛋白酶合剂内服；并请中医推拿。

7月1日，腋下体温37.9℃。处理：安钠咖0.3ml，皮下注射，每6小时1次；肌注苯巴比妥钠0.3ml；肛管排气。

7月2日，腋下体温40.1℃，大便量少，腹胀满，夜里呻吟不安，家属要求打退热针。处理：病危通知，继续注射尼可刹米及安钠咖；肛管排气；水合氯醛灌肠。

在我院儿科门诊治疗经过：

7月3日来中医院就诊，腹泻每日5～6次，大便系黄色水样，无特臭，无脓血或黏液，无呕吐。

检查：腋下体温38.7℃，脉沉迟，面色白而发青，尤其是眼及唇面白更显著。目深陷，睑半开半闭，眼向远方直视，头倾，精神极度萎靡，意识不清，四肢发黄，腹部膨胀，腹围52cm。

诊断：伤食引起消化不良。

取穴：外劳宫，清胃，八卦，利小便穴。

一面推拿，患儿一面又泻又尿，排出气体甚多，腹胀渐消减。

7月4日，腋下体温37.1℃，腹围45cm。昨日推拿之后，计大便十余次，黄色水样，精神好些，腹不胀，夜间睡眠很好，但白天有时受惊，四肢不温。取穴：外劳宫，补脾，平肝，利小便穴。

7月5日，腋下体温36.8℃，腹围43cm。昨天推拿之后，计大便3次，自黑夜到今早一次未拉，眠佳，精神好，也愿意吃奶了。取穴：二马，外劳宫，补脾，平肝。

7月6日，腋下体温37.6℃，昨天推拿之后，到今早计大便3次。质稀，有黄色、有绿色，夜间发热，精神很好，肚子不胀。取穴：二马，补脾，平肝。

7月7日：腋下体温38.6℃，昨天推1次，今早拉1次，粪色或黄或绿，味厚，发热，睡眠不佳。取穴：外劳宫，平肝，清补脾，利小便。

7月8日，腋下体温37.5℃，大便2次，黄绿相间，不稀，爱吃东西。取穴：二马，清补脾，平肝，天河水。

7月9日，昨天推拿之后，到今天计大便2次，味厚，黄色，不发热了。吃得好了，面容变丰满些，精神很好。取穴：外劳宫，清补脾，平肝，天河水。

7月11日，一般情况很好，大便已恢复病前情况。

7月15日，复查，一般情况极有进步，比以前胖了。

2. 陈某，男，11岁，于1957年7月1日来我院门诊，门诊号9090。

患儿半个月前开始拉肚子，每日十余次，水样，发白，食欲不振，小便少。曾到某医院治疗无效。遂来我科推拿治疗。

诊断：消化不良。

取穴：外劳宫，运土入水，利小便穴，平肝，天河水。

7月8日，经1周的推拿治疗之后，大便质、色泽均恢复正常。

3. 谭某，女，10月龄，于1958年6月13日来我院初诊，门诊号23186。

患者于2周前洗澡之后，全身现麻疹样皮疹，第4天到某医院打针后消退。继之发生轻微吐泻，伴有发热。6月8日病情转剧，上吐下泻频繁，高热，不能吃奶，双手抓面，脸色发青，有时双手紧握，在某医院住院 1 周，因治疗无效而出院。

诊断：消化不良。

取穴：平肝，清肺，天河水，运八卦。

6 月 14 日，昨日推拿之后，仅排便 1 次，精神颇佳。

4. 王某，男，8 月龄，于 1957 年 7 月 9 日来我院初诊，门诊号 24305。

患儿半月来腹泻，每日 5 ~ 6 次，重时每日十五六次。粪便呈绿色水样，偶有黏液，无脓血，略有臭味。不发热，也不呕吐，曾去某医院就诊一次未效。

诊断：消化不良。

取穴：外劳宫，补脾，天河水。

7 月 10 日，今日只排便 1 次，绿色，有不消化之食物残渣。处理：按原法推拿。

7 月 11 日，饮食增加，今日排便 2 次，粪便色泽或绿或白，已无稀便。继按原法推拿。

5. 葛某，男，7 月龄，住青岛市浙江路 10 号。于 1957 年 8 月 7 日来本院儿科门诊。病历号 15156。

患儿近四五天内腹泻很重，每天泻七八次，每次大便泻下如水，夜间眠差，但吃奶还好。脉缓，体温正常，面部消瘦。

取穴：清肝、清补脾、运八卦、天河水、清小肠，每穴推 2000 次，最后掐五指节各 7 次。

复诊：8 月 9 日，大便次数如前，但不像水样了，原法推之。8 月 10 日，大便次数减少至每日二三次，正常便样，只带点绿色。至 20 日，大便正常，睡眠很好，食欲增加，精神活泼，痊愈。

6. 徐某，男，5 月龄，住青岛市热河路二号。1957 年 5 月 17 日来本院儿科门诊，病历号 33559。

患儿近三四天不愿吃奶，夜间睡不好，哭闹，泻肚子，手足发凉，肚子发热。脉数，体温 38.6℃，面部有痛苦表情。

取穴：清肝，清肺，清胃，天河水，外劳宫（每穴 2000 次）。

复诊：5 月 20 日，体温正常，腹痛减轻，但全身发现红色皮疹。

取穴：清肝、清胃、外劳宫。至 22 日，体温正常，腹泻痊愈，疹子消退，又按原法推了 1 次，病已痊愈。

7. 管某，男，一岁半。住青岛市单县路 17 号。于 1957 年 6 月 28 日来本院儿科门诊，病历号 14204。

患儿腹泻有二十多天，腹泻一天四五次，时轻时重，大便白色，并带有不消化的食块，肚子胀，食欲不好，精神萎靡，嗜睡，不活泼，近两日内稍有咳嗽。脉缓，体温正常，唇干，面部消瘦，有腹痛表情。

取穴：平肝、清肺、清补肾、揉外劳宫，每穴 2500 次。

复诊：29 日情况好转，想吃东西，但有哭闹，原法推之。7 月 1 日，大便每天 2 次，已无不消化的食块，食欲增加，精神很好，原法推之。7 月 2 日，大便正常，愿意吃饭。其他病情也都消失，仍按原法推之。7 月 3 日，又来推拿 1 次，病状痊愈，恢复健康。

8. 战某，男，3 周岁，住青岛市黄岛路七号，1956 年 12 月 26 日来本院儿科门诊，病历号 10346。

患儿经常消化不良，隔几天就呕吐几次或腹泻，大便时肚子有些疼，呕吐后食欲不振，手心经常发热。脉缓，体温正常，腹胀，有腹痛表情。

取穴：清肝，清补脾，板门，外劳宫，每穴 3000 次。

复诊：27 日，腹泻减轻，肚痛减轻，原法推之，最后掐五指节各 7 次，症状消失而告痊愈。

第六节 气管炎案

1. 宫某，男，11 月龄，于 1957 年 6 月 14 日来我院初诊，门诊号 13913。

患儿于 4 天前开始咳嗽，晨起喘，出汗，平素遇寒便喘咳，去年曾在联合诊所检查，经检查诊断为支气管炎。

诊断：慢性气管炎。

取穴：清肺，清胃，平肝，运八卦，天河水，每穴 2000 次，推完掐五指节 10 次。

6 月 17 日，喘已很轻，前天稍有咳嗽，昨日腹泻，计 3 次。

处理：按原法推拿。

6 月 18 日眠食均佳，喘咳极轻。

处理：按原法推拿。

2. 王某，男，1 周岁，住青岛市国棉五厂第四宿舍，于 1959 年 6 月 26 日来本院门诊，病历号 1425。

患儿近来食欲不佳，常咳嗽有痰，咳嗽呈阵发性，并伴有喘息，初咳时很轻，渐渐加重，每当天气转凉就咳嗽加重，曾在本厂医务室检查，有扁桃腺炎。脉正常，体温略高，面部发青，有明显的咳喘症状体征。

取穴：清肝，清肺，八卦，天河水（每穴 2000 次）。

复诊：27 日症状减轻，原法推之，加清胃。28 日，咳嗽很轻，不喘，只是食欲欠佳，原法推之痊愈。

3. 宋某，男，5 岁，住青岛市观海一路 35 号，于 1956 年 12 月 4 日来本院门诊，病历号 9883。

患儿自出生后不久就有了气管炎，每年秋天就复发。每次发作时咳嗽很重，并喘息，咳嗽时有痰伴呕吐、腹痛。脉数而有力，体温略高，面白唇青，两鼻煽动。

取穴：清肝、清肺、天河水、八卦、板门，每穴各推 4000 次。最后掐五指节，共推 2 次，症状消失，未再发作。

复诊：患儿于 1957 年 7 月 30 日，因受凉又复发。但所有的表现均较初次门诊时轻，仍根据初诊的治法，清肝、清肺、清胃、天河水、八卦，共推 2 次，症状完全消退。

第七节 遗 尿 症 案

1. 王某，男，10 岁，住本市金口三路 13 号。于 1955 年 10 月 19 日来我院初诊，门诊号 1930。

患者夜间睡眠中尿床，病程已很久，身体发懒，不太愿活动，倦怠，有时睡觉发惊，口发苦。

诊断：遗尿症。

取穴：清肝，补脾，补肾，揉二马（每穴各 6000 次），最后掐五指节，每节 20 次。

10 月 20 日，自 19 日推拿之后，未再尿床，夜间也不再发惊，眠佳。

处理：按原法推拿。

11 月 14 日，未再尿床，觉左半身痛，腰亦痛。

处理：原法推拿。

12 月 22 日，偶尔还尿床，体重显著增加。

处理：按原法推拿。

2. 徐某，女，7 岁，于 1957 年 12 月 26 日来我院初诊，门诊号 18276。

患儿近 1 个多月来，夜间尿床，睡着之后即尿，若事先喊醒叫她尿，她却尿不出，睡去辄又尿床。脉象：尺脉迟（肾虚）。

诊断：遗尿症。

取穴：二马，补肾，运水入土，补脾。

12月27日，昨日推拿之后，昨晚未尿床，喝水并不少。

处理：同前。

1958年1月11日，受惊吓之后，尿床又复发。

处理：同前。

1958年4月19日，自1月11日之后，3个月以来，一次未再尿床，昨日又复发。

处理：同前。

第八节　麻疹内陷，并发肺炎案

萧某，女，18月龄，住青岛市阳谷路，于1957年农历二月初二到李德修大夫家中就诊。

患儿于8天前开始发热，伴食欲不振，有麻疹征象，乃住青岛医院住院治疗1周，因麻疹未出，病情转重。于农历二月初二，患儿之父抱出医院，立即到李德修大夫诊所就诊。

检查：体温39.5℃，面部及周身皮肤均呈紫黑色，两目闭合，鼻翼煽动，呼吸短促，昏迷不醒，四肢不动，脉浮数。

诊断：麻疹内陷，并发肺炎。

取穴：平肝，清胃，天河水，六腑每穴推5000次。2小时后，全身出现红色麻疹，病情显著好转。至晚上12点，病情又恶化。次日早晨按原法再推（每穴次数增至6000次），中午又按法推拿，并用香菜汁及香油调荞麦面遍身搓之，麻疹渐出透，下午体温降至38.5℃，呼吸均匀，两目睁开，皮肤紫红减退。第3日仍按原法推之，至第4日一切症状均消失，体温正常，1周后完全恢复健康。

通过上述例子，亦清楚可见，推拿术之应用绝不是机械的。不是一病一方，而必须结合病者的具体情况，来对应推拿手法的轻重，每回所需之次数，及一日需推之回数，而且需要时也可配合药物或针灸方法，以达到理想之疗效。

第九节 风 疹 案

刘某，女，1岁。2013年3月10日初诊。

发热2天，体温38.8℃，伴腹泻，大便色黄有黏液，日5次，舌红苔薄黄，指纹紫，耳后淋巴结肿大。诊为感冒夹食滞。

取穴：八卦、清肺平肝、清胃、天河水。

复诊：第2日热渐退，体温37.6℃，头面、躯干、四肢散在红色小丘疹，瘙痒，大便稀黄有黏液，诊断为风疹。改穴：清肺平肝、天河水、外劳宫。推拿2天，皮疹消退，大便黄稠，日2次，精神活泼，基本治愈。

第十节 水 痘 案

王某，男，1岁。2011年11月10日初诊。

发热2天，体温38.5℃，流涕轻咳，不愿吃饭，发现身上起疹子和小水疱，痒，夜间烦躁不安。在托儿所接触过水痘患儿。查体：体温37.8℃，精神不振，前额、发际及前胸、背部散在大小不等浅红色斑丘疹及疱疹，疱浆透明，耳后扪及黄豆大的淋巴结3个。舌红苔白厚，脉浮数。诊为水痘。

取穴：六腑15分钟，清胃5分钟。

嘱避风忌腥辣，隔离护理。

复诊：4天后来诊，水痘已消退。唯食欲不振，苔白厚，脉滑。

此乃水痘余热未清，内湿未除，治疗取穴：八卦、清胃、天河水推拿2次痊愈。

第十一节 佝偻病案

李某，男，2岁，2011年5月21日初诊。

患儿出生后3个月开始腹泻，以后大便干稀交替，近半年大便干结呈羊粪状，食后即排便，量少，食欲不振，消瘦乏力，下肢软弱，走路摔跤，烦躁不安，出汗多。查体：面色㿠白，方颅，皮毛焦脆，串珠肋，郝氏沟，舌红苔白，指纹紫沉，体重9.5kg。查血常规：血红蛋白9g。

诊断：佝偻病，营养性贫血。

此乃积滞伤脾运化失司、肝旺脾虚、气血化源不足、体质营养失衡。由于滞未除，气血已亏，治疗宜先清后补。

取穴：八卦、四横纹、清胃、天河水，以消积助运和胃，推1次效果明显，食量增加。改穴：清补脾、二马、平肝、天河水，以养心脾补肝肾，安神志。推拿6次出汗止，饮食量增加一倍，大便调畅，日一次。又守上穴继续推拿6次，面色红润，精神活泼，走路稳健，能爬梯子，一夜安眠，晨起即喊肚子饿，饮食二便皆正常。共治疗半月，体重增长1kg。

第十二节 黄 疸 案

1. 任某，女，7周岁，住青岛市嫩江路19号。于1956年6月20日来本院儿科门诊，门诊病历号5899。

患儿发现黄疸有1个月，未来中医院以前，曾去海军医院和山大医院检查过，诊断是黄疸病，都未治疗。20日由病者的父亲带来本院治疗。病儿大便白色，小便深黄色，食欲不佳，有时腹痛，疲倦嗜睡，早晨不愿起床，性情暴躁，不活泼。脉缓，体温正常，白睛（巩膜）以及面部皮肤都现深黄色。

取穴：清肝，清胃，清肺，八卦，天河水，六腑，每穴5000次，并每日用茵陈3钱代茶饮。

复诊：21日，脉与体温，一切临床表现如初诊同，按原法推之，数目如前。仍服茵陈水。

22日，两目白睛（巩膜）以及皮肤黄色稍减退，小便也成淡黄色，仍以原法推之。

28日，两目白睛及面部皮肤黄色大减，腹部也不痛了，仍用前法推之，继饮茵陈水。

29日，所有临床表现大有好转，食欲增加，精神活泼，性情较前温和，仍以原法推之。

7月2日，两目、面部、皮肤的黄色全部消退，大便也为正常黄色，脉与体温也很正常，已成为一名蹦蹦跳跳、活泼健康的小宝宝。为了治疗得更彻底，所以又按前法推了1次，回家以后未曾再有其他症状发生，患者的父亲曾寄来感谢信。

2. 胡某，男，44日龄。

患儿系足月剖腹产第一胎，出生体重2700g。生后3天出现黄疸，至今不退，日渐加深。伴吐奶腹泻，惊悸啼哭不眠。查体：面目皮肤发黄，颜色鲜明如橘皮，腹胀如鼓，腹壁青筋暴露。肝剑下2.5cm，右肋下2cm，质软，脾左肋下1.5cm，质软，舌红苔白。查血：黄疸指数35单位，血红蛋白8.5g%。在青岛医学院附院诊断为新生儿胆汁淤积综合征。服西药无效，遂来我院治疗。

诊断：胎黄（阳黄），此乃湿热熏蒸、透发肌肤所致。

治则：清热利湿退黄。

取穴：八卦、四横纹、六腑、外劳宫。推拿2次疗效显著。吃奶不吐，昼夜安睡不啼，大便日3次。改用下穴：清补脾、外劳宫、天河水、平肝。推拿3次，腹胀明显消减，黄疸大退。共推拿10次，黄疸全消，食眠正常。肝剑下1.5厘米，脾肋下可触及质软。体重增长0.5公斤。查血黄疸指数8单位，而告痊愈。半年后复查，小儿面色红润，精神活泼，食眠二便皆正常，生长发育很快，9个月时体重9.5公斤。

第十三节　口　疮　案

1. 张某，女，2012年10月7日初诊。

生口疮发热2天，不敢吃奶，大便干，烦躁，哭闹不安。查体：口内及舌面有多处小溃疡，舌红苔腻，咽充血，指纹青紫过气关。体温38.5℃。

诊断：口疮（外感风热，内伤乳食，脾胃蕴热，上熏口舌）。

治则：清热泻火。

取穴：清脾胃、六腑、天河水。

复诊：第2天热退，口疮减轻，流口水，已能进食。改穴：八卦、清胃、天河水、小横纹。连续推拿3次痊愈。

2. 赵某，男，5月龄。2012年10月7日初诊。

口内生白屑如雪片5天，不能吃奶，流涎，发惊哭闹不安，整夜不眠，二便正常。查体：口内颊部、上颚、齿龈处布满白屑。舌红苔白，指纹青紫。

诊断：鹅口疮。因心脾积热，循经上炎，熏灼口舌而成。

治则：清心泻脾。

取穴；八卦、清胃、六腑、推涌泉。

复诊：第2天鹅口大消，一夜安眠，能吮乳。去六腑加天河水，连续推拿2次，上症全消治愈。

第十四节 肾 炎 案

宋某，女，3周岁，住青岛市莘县路，于1957年4月8日来本院儿科门诊，病历号12608。

患儿全身浮肿，已有2月有余，曾去妇幼保健院检查诊为"肾脏炎"，即住院治疗，共住院20多天，并无效果，所以来中医院治疗，患儿小便有时红色，有时白色，水肿也时重时轻，小便频数，但尿量很少，有时坐在便盆上很长时间尿不出来，腹部发胀并常疼痛，咳嗽有痰。脉细数，体温38℃，全身浮肿，腹部较重，眼皮有明显浮肿。

取穴：清脾，清小肠，天河水，补肾，揉外劳宫，揉二马（每穴各3000次），最后掐五指节。

复诊：10日复诊，病情略有减轻，以后相继复诊9次，至5月10日前后共计推拿了10次，每次推拿完以后，病情都有不同情况的减轻，最后一次检查全身浮肿完全消退，小便已无红白现象，并且每次尿量增多而次数减少（每日四五次），脉正常，体温正常，咳嗽消失，食欲增加，已痊愈。

第十五节 小儿厌食虚弱案

王某，女，1周岁，住本市肥城路38号。于1957年8月30日来本院儿科门诊，病历号10753。

患儿自出生以后，吃奶就很少（因奶不足），以后吃的饭也很少，并时常轻型腹泻，还常发热，发热时头腹热度较重，近来吃的更少，每一顿饭吃不了一个鸡蛋，大便干燥，夜间睡时习惯俯卧（即腹贴床），眠差。脉沉迟无力，体温正常，体瘦弱，面部苍白，无血色，出虚汗。

取穴：揉二马，揉外劳宫，补脾，清肝，每穴各 2000 次，并掐五指节 7 次。

复诊：8 月 31 晚间睡觉较好，食欲微增加，仍按原法推之。

9 月 3 日，食欲较前增加，大便每天三四次，不大干燥了，仍按前法推之。至 9 月 10 日共推拿 5 次（含初诊在内），病情逐渐好转，现食量有增加，面部也带有红润，精神较前也好多了，停止推拿，并嘱小儿的母亲注意小儿的营养。

第十六节　惊　风　案

1. 李某，男，2 月龄，住本市德平路 56 号。于 1959 年 8 月 31 日来本院儿科门诊就诊，病历号 15800。

患儿自从出生以后几天，就发现手足抽搐，每天不定时间，影响睡眠，哭闹不安，曾到市场三路联合诊所检查治疗，未见效。脉缓，体温正常，面色苍白，有抽搐表情。

取穴：揉二马，清肝，外劳宫，天河水（每穴 1500 次）。

复诊：次日来诊抽搐较轻，哭闹也轻，睡觉较好，按原法推之，加捣小天心（上捣），继续治疗，至 9 月 6 日，共推拿 10 次，抽搐痊愈。

2. 李某，女，1 岁。2010 年 9 月 14 日初诊。

发热 3 天抽风 1 次。患儿发热，体温 39℃，注射安痛定，口服阿司匹林热退，午后复发热。昨夜体温 40℃，突然抽风，二目上视，口吐白沫，两手握拳，四肢抽搐，约 5 分钟缓解。诊时体温 38.3℃，面色红赤，唇红而干，烦躁不安，头向后仰，手足发凉，二目直视，大便干，舌红苔白，脉浮数。

诊断：急惊风（外感时邪，郁而化热，热极生风）。

治则：疏风清热，平肝息风。

取穴：平肝、清肺15分钟，六腑20分钟，阳池10分钟，小天心5分钟。推拿后5分钟，体温降至36.8℃。

复诊：推拿后热退未抽风，不思饮食，舌苔厚腻。改穴：清胃、天河水、小天心。三诊：精神好转，饮食少增，睡眠发惊。取穴：阳池、平肝清肺、天河水、小天心，推拿两次痊愈。

3. 孙某，男，1岁2个月。2011年8月27日初诊。

洗澡跌倒受凉受惊而发热呕吐。初起食入即吐，后呕吐频作呈喷射状，极度烦躁不安，尖声哭叫一二小时不止。两眼斜视，角弓反张，四肢拘急。在某医院疑诊病毒性脑炎，注射卡那霉素等药对症治疗，症状不减，来院就诊。查体：面色青黄，二目直视，黑光满轮，舌红苔白，指纹青过气关。体温37.8℃。哭声尖厉，头向后仰，两手拘急。

诊断：急惊风。

取穴：阳池，八卦，清胃，天河水，小天心。共推拿1小时。

复诊：推拿后哭闹及呕吐均减轻，二目斜视，哭闹时斜视加重。取穴：八卦，平肝肺，天河水，小天心。

三诊：呕吐止，哭闹及斜视减轻，身不后仰，睡眠发惊。

四诊：病情明显好转，哭声正常。昨日受凉，咳嗽流涕。取穴：平肝清肺，天河水，阳池，小天心。

五诊：推拿后感冒症状已解，仍斜视。守上穴继推10次，斜视消失，诸症痊愈，精神活泼，二目有神，面色红润，反应灵敏。

4. 梁某，男，6月龄。2010年1月8日初诊。

抽风4个月。患儿出生时窒息，经抢救脱险。生后第4天突然抽风，转儿科住院。诊为颅内出血，做CT未见明显异常。住院期间反复抽风，给予对症处理，自动出院。抽搐时头向前仆，四肢拘急，反应迟钝，不哭不笑。又至某医院查脑电图异常，诊为婴儿痉挛症，服硝西泮不奏效，遂来院就诊。查体：面色青白，发竖稀少，目光呆滞，反应迟钝，不认人，不会笑，不会翻身，四肢拘急，两拳紧握，右侧肢体活动不灵活，每天抽风10多次。每次向胸前点头5～10次，烦躁时撕发打头，惊悸不眠。

诊断：慢惊风。

取穴：阳池，二马，小天心，天河水。

推拿3次，抽搐减轻，眠安。

推拿6次明显好转，四肢拘急缓解，两手伸展，偶尔向胸前点头1～2次，精神活泼，哭声响亮，妈妈拍手能向前探身做出要抱的反应。因流涕咳嗽改穴：八卦，平肝肺，天河水，二马，小天心。教会妈妈手法，在家自己推拿。

2月2日复诊：1周未抽风，反应较快，逗引会咿呀答话，能将小玩具由左手换到右手或放入口中，喉中痰鸣。取穴同上，加四横纹、上下肢分筋。

2月7日复诊：一直未抽风，痰鸣音消失。治疗半月体重增长1公斤。改穴：阳池，二马，四横纹，天河水，小天心，上下肢分筋。

3月22日复诊：未抽风，智力明显增强，会坐，能自己吃饼干，食眠正常。嘱妈妈回家推拿阳池、二马、小天心。每天1小时。

1个月后复诊：一直未抽风，很懂事。仰卧时两手能握住自己的脚，扶他站着就跳跃。慢惊风治愈。

第十七节　小儿瘫痪（后遗症）案

李某，男，1岁半，住本市肥城路5号，于1957年8月16日来本院儿科门诊，病历号15382。

患儿自6月19日发高热，曾到门诊部检查治疗无效，后到某人民医院检查治疗也无效，25日到青岛医院住院治疗，脊髓穿刺检查诊为小儿瘫痪症，住院 36 天，出院以后，右腿站不住，也不发热，比左腿微见细，近几天并有轻咳嗽。脉迟，体温 36.7℃，面色正常，精神很好。

取穴：补脾，揉二马，清肝（每穴各 30000 次），最后揉五指节各 7 次。

复诊：19 日，咳嗽减轻，右腿略见有力，原法推之。22 日，患腿已能站立，仍有轻咳，依上法推之，补脾改为清补脾。28 日，患腿已能站立，咳嗽亦愈。仍按法推之，继续推至 9 月 23 日，共推拿 9 次，患者右腿已能站立很稳，并能步行（扶床行走），但腿仍细。

第十八节　夜　啼　案

田某，女，1 月龄，住本市莒县路四号，于 1957 年 5 月 24 日来院门诊，病历号 13652。

患儿从出生就哭，夜间重，哭时无论怎么安抚也无效。大便每天十几次，黄绿色，有黏液，有时吐奶。体温正常，望诊面部无明显异常。

取穴：清肝，清胃，天河水，外劳宫（每穴 1000 次）。

复诊：至 6 月 15 日共推 6 次，前 3 次是照初诊推法推的，后 3 次加运八卦。病情逐渐减轻，至最后 1 次推拿时已不哭闹，大便次数也减少，食量增加，也不吐奶了。易消化，并常用绿豆煮汤代饮料，这样有良好的清热解毒的预防作用。

第十九节　斜　颈　案

宋某，男，出生 35 日。2014 年 2 月 11 日初诊。

患儿系足月难产。生后半个月发现头向右歪，遂来院就诊。查体：发育营养正常，面色红润，头向右倾斜，脸旋向左侧。右侧胸锁乳突肌中、下段可扪及0.5cm×2cm的条索状硬肿块，坚硬如"钢丝绳"。

诊断：肌性斜颈（右）。

给予斜颈手法推拿，每天1次。推拿7次患处肿块缩小变软，头歪减轻。将手法教会其母，回家自行推拿，后患儿因咳嗽来门诊治疗，问及斜颈治疗情况，其母说回家每天推拿2次，3个月即痊愈。

第二十节　吐舌弄舌案

朱某，女，2个半月龄。2011年10月13日初诊。

患儿近1周经常将舌吐出口外，惊悸不安，烦啼不眠，纳减。查体：面色红，口周发青，舌尖红，舌不时伸出口外，时露时收，指纹紫过气关。

诊断：吐舌。乃心脾积热循经上炎所致。

治疗取穴：天河水10分钟，清脾胃、平肝各5分钟，捣小天心50次。

复诊：推1次后安睡2小时，吐舌明显减轻。守上穴继推2次吐舌止，眠安不惊，吃奶正常而痊愈。

第二十一节　吐　乳　案

赵某，男，出生10天。2011年4月5日初诊。

吐奶2天，因喂牛奶引起。喂奶后吐乳，夹有凝乳块，不思吮乳，腹胀便秘，啼哭不眠，二目有眵。舌红苔白，指纹紫滞。

诊断：新生儿吐奶。乃喂养不当，停乳化热，壅结肠胃，气逆作吐。

治则：清热和胃，降逆止吐。

取穴：八卦，清胃，天河水。

复诊：推拿后第 2 日即大便 1 次，量多，腹胀消，吃奶未吐，眠安，二目无眵。守原穴推拿 1 次痊愈。

第二十二节　不　乳　案

万某，男，出生 4 天，2013 年 6 月初诊。

患儿系 7 个月早产儿，出生体重 1900g，生后不啼，生活力弱，不会吮奶，用滴管喂乳。面色苍白，四肢不温，气息微弱。

诊断：不乳。乃先天禀赋不足，元气虚弱，无力吮乳。

取穴：三关 15 分钟，二马 10 分钟。

复诊：推拿两次，四肢返温，哭声较前有力，能自动吮奶但无力，吮吸 5~6 次即停止，溢奶。改穴：八卦、清胃、外劳宫、二马，继续推拿 4 次，饮食、二便、睡眠皆正常，小儿明显长胖。

第二十三节　鞘膜积液案

李某，男，2 月龄。2013 年 4 月 23 日初诊。

1 个月前发现阴囊肿大，在某医院诊为先天性鞘膜积液，未治疗。查体：发育正常，白胖，多汗易惊，左侧阴囊肿大，不疼，透光试验（＋）。

诊断：水疝。乃先天肾气不足，形盛气弱，气化失司，水液流注阴囊所致。

取穴：二马、补脾、清补大肠各 10 分钟，平肝 5 分钟。

复诊：推拿 3 次，阴囊肿大缩小，出汗明显减少，睡眠时间延长，守上穴推拿 7 次痊愈。

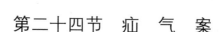

第二十四节　疝　气　案

1. 孙某，男，出生40天。2013年5月17日初诊。

洗澡时发现右侧睾丸肿大，每因哭闹或排便时增大，睡眠时缩小或消失。伴有烦躁易啼，惊悸不安。查体：面色红润，口周发青，腹略胀。舌尖红苔白，右侧阴囊肿大如核桃。

诊断：狐疝（右）。

取穴：二马、补脾各15分钟，平肝2分钟，捣小天心50次。

复诊：推拿2次，疝脱出次数减少，惊悸烦啼解除，睡眠安宁。改穴二马、补脾、平肝。连续推拿4次，阴囊肿大完全消失，随访2年，疝肿未再发。

2. 林某，男，2岁半。2009年7月23日初诊。

患疝气半个月。患儿大便秘结年余，大便呈羊粪状，近半个月发现每次大便用力时右侧大腿根隆起硬包，可还纳。在人民医院诊为腹股沟斜疝。查体：站立时令患儿咳嗽，在右侧腹股沟有一球形肿块突起，不疼痛，可还纳。舌淡红苔白润。

诊断：便秘（脾约）；疝气（中气不足，气虚下陷，固摄无权）。

治则：补中益气，润便固摄。

取穴：二马、清补脾、清补大肠，运水入土。

复诊：推拿2次大便质软成条，日1次，未见疝脱出。推拿7次痊愈。半年后随访，愈后未再犯。

3. 王某，男，5月龄。2012年11月13日初诊。

患儿出生后在查体时发现左侧腹股沟斜疝，右侧睾丸鞘膜积液。建议长大后手术治疗。近来患儿因腹泻来门诊推拿治疗。医生发现其阴囊肿大，左侧小，肿物可还纳。右侧大呈椭圆形，光滑不疼，扪不到睾丸，透光试验阳性。遂告知家长，推拿可治此病。家长欣然来诊。

取穴：二马、补脾、清补大肠、平肝。每次推拿40分钟，每日一次。

复诊：推拿7次疝肿减轻，仅在大声哭时坠入阴囊，不哭时可自行还纳。右侧鞘膜积液亦明显缩小。因家长无时间每天来医院治疗，遂将推拿手法教会其母。嘱2周后来院复查。11月28日复查：家长按医嘱坚持推拿，现右侧鞘膜积液消失，左侧疝气已愈，哭闹时亦不脱出。近2天感冒咳嗽，疝气亦未再发。家长满意地说，推拿不但治好了疝气，而且孩子的体质强壮了，食量倍增，睡觉安稳，面色红润。

第九章

李德修注解推拿三字经

徐谦光　奉萱堂　药无缘　推拿恙

【注解】

徐谦光，字宗礼，山东登州府宁海县，今牟平县人氏。

奉：侍奉、侍候。

萱堂：母亲的古称。

缘：缘分。

推：推拿手法之一，医者以右手食中两指或拇指在穴位上定向摩擦。

拿：推拿手法之一，医者以双手虎口部用力握住患者一定部位。

推拿：又名按摩。追溯其渊源，在远古时代，医药尚未发明之前，人类患病，皆以推推、拿拿、按按、摩摩、掐掐达到治病的目的。后来经过长期临床实践，推拿有很大发展。到了隋唐盛极一时，发展成专科，太医院设有专科。宋元停滞一时。明清又有发展，有名的著作像明万历年由周于蕃（岳夫）著《小儿推拿秘诀》、清代熊应雄著《小儿推拿广义》、夏禹铸著《幼科铁镜》、骆潜庵著《幼科推拿秘书》等。

恙：疾病。

【释译】

徐谦光为治母病，因为服药困难所以用推拿方法治疗，从此开始研究推拿术，历二十余年，终于光绪丁丑年仲春，将其经验著成

《推拿三字经》一书，流传于世。

自推手　辨诸恙　定真穴　画图章

【注解】

辨：辨别；分别。

诸：所有的。

定：确定。

真：真实。

穴：人身气血凝聚之处，用以治病的部位。

图：图表。

章：文章；文字。

【释译】

自己推自己的手，辨别何穴治何病有效。并将效穴记在人体部位，画成图表，并用文字编成歌诀，加以注解，即成本书。

上疗亲　下救郎

【注解】

疗：治疗。

亲：狭义解释为亲戚，广义则为老年人。

救：挽救。

郎：孩子、儿郎。

【释译】掌握推拿术，即可治老人和儿童的疾病。

推求速　惟重良

【注解】

求：要。

速：迅速；快。

惟：只有。

重：推力重。

良：好。

【释译】

推拿手法以取穴真实、速度快、有节奏、指力重而平稳，效果最好。

独穴法　有良方　大三万　小三千
婴三百　加减良　分岁数　轻重当

【注解】

独：单独；一也。

方：方法。

大：大人，古代以十六岁至百岁为大。

小：小儿，古代以五岁至十五岁为小，因天癸未至。

婴：婴儿，古代以五岁以下为婴。

加：增加。

减：减少。

分：分别；按照。

轻：指力轻。

当：适当。

【释译】

辨病出何脏，其属阳属阴，在表在里，是实是虚，及其寒热属性，再参照年龄大小，选用独穴治疗，因独穴亦各有其寒热补泻属性，其力专效宏。

从吾学　良验方　宜熟读　勿心慌

【注解】

从：跟。

吾：我，即徐谦光。

验：效验；经验。

宜：要。

熟：熟练。

读：背诵。

勿：不要。

慌：慌张。

【释译】

跟着我学，是些经验过的效方，要熟练，临床不要心慌。

治急病　一穴良　大数万

立愈恙　幼婴者　加减良

【注解】

急病：发病急促，病势严重，变化迅速的病症。

立：立刻。

幼婴：不满三岁的儿童。

【释译】

治疗急性病，最好用独穴治疗，大人可推数万数，幼婴可根据病情适当加减。

治缓症　各穴量　虚冷补　热清当

【注解】

缓症：发病日久，病情复杂，变化缓慢的疾病。

量：商量；选择。

虚：《内经》曰："精气夺则虚"。症见饮食不佳、语言声低、气短、周身无力、精神萎靡、消瘦、听视力减退、舌体胖嫩等。

冷：即寒，《内经》曰："阴胜则寒。"症见手足冷，畏寒，面色苍白，口不渴，喜热饮，小便清长，大便稀薄不臭，舌苔白，脉迟等。

热：《内经》曰："阳胜则热"。症见发热、恶寒、口渴喜冷饮、面赤烦躁、大便黄黏较臭、小便短赤、大便闭结或自利灼肛，舌苔黄、舌质红、脉数等。

补：《内经》曰："寒者热之，劳者温之，损者益之。"即虚寒证用温补药治之，推拿亦然。

清：《内经》曰："热者寒之"。即热性病用寒药治之，推拿亦然。

【释译】

治慢性病，应根据病情选用适当穴位，虚冷证用温补，热证用清法。

大察脉　理宜详　浮沉者　表里恙

迟数者　冷热伤　辨内外　推无恙

虚与实　仔细详　字廿七　脉诀讲

明四字　治诸恙

【注解】

察：诊察；检查。

脉：《内经》曰："脉为血府"。《灵枢·本神》说："心藏脉，脉舍神。"通过诊脉可以了解人体的气血运行情况。所谓脉象，是指手指感觉脉搏跳动的形象。关于中医脉诊详见他书，临证常用寸口诊法，先以中指指目（指尖和指腹交界处，手指与皮肤呈45°夹角时即可）按到掌后高骨（桡骨茎突）为关脉部位，称为中指定关，跟着把食指放在中指之前，关前为寸（远心端），然后放无名指于中指之后，关后定尺（近心端）。病人臂长，布指略疏，病人臂短，布指略密，以适中为度，部位取准后，三指用同样的力量，按诊三部脉象，也可单按其中一部脉象，如诊关部则微提食指和无名指，诊尺部则微提中、食两指，先单按或先总按均可。上、下、左、右推摩，诊脉时间以脉五十动为准，寸、关、尺三部配五脏六腑见图9-1、表9-1。

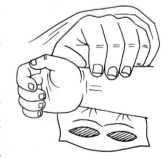

图9-1　诊寸口脉

表9-1　寸口与脏腑相应的几种说法比较

文献	寸		关		尺		说明
	左	右	左	右	左	右	
难经	心	肺	肝	脾	肾	肾	大小肠配心肺，是表里相属；
	小肠	大肠	胆	胃	膀胱	命门	右肾属火，故右尺亦候命门
脉经	心	肺	肝	脾	肾	肾	
	小肠	大肠	胆	胃	膀胱	三焦	
景岳全书	心	肺	肝	脾	肾	肾小肠	小肠配右尺是火居火位；
	心包络	膻中	胆	胃	膀胱大肠	三焦命门	大肠配左尺是金水相从
医宗金鉴	心	肺	肝	脾	肾	肾	小肠配左尺，大肠配右尺，是
	膻中	胸中	胆膈	胃	膀胱小肠	大肠	以尺候腹中的部位相应，故又以三焦分配寸、关、尺三部

目前临床所用多取《医宗金鉴》的说法。

诊小儿脉在《内经》中已有记述，自后世医家提出望小儿指纹的诊法以后，对于三岁以内的婴幼儿，往往以望指纹代脉诊，对三岁以上者才采用脉诊。

诊小儿之脉和成人有所不同，小儿寸口部狭小难分，另一方面，小儿临诊时容易惊哭，惊则气散，散则脉乱，难于掌握，因此诊小儿还须注意辨形色，审面窍。后世有一指息候三部方法，对3岁以下的小儿，用左手握小儿手，右手大拇指按小儿高骨脉上，不分三部，以定息数为主。对四岁以上小儿则以高骨中线为关，以一指向两侧滚动寻察三部；七八岁可以挪动拇指诊三部，九至十岁以上可以次第下指依寸、关、尺三部诊脉，十四五岁者可以按成人三部诊法进行。

理：理论。

详：详细。

浮脉：李中梓《诊家正眼》曰："浮在皮毛，如水漂木，举之有余，按之不足"。即下指即得，重按反减之脉。

沉脉：《诊家正眼》曰："沉行筋骨，如水投石，按之有余，举之不足。"即重取有力，轻按反减之脉。

表证：身体以皮毛经络为外，外邪客于皮毛肌腠，阻遏卫气的正常宣发，病属表证，证见：恶风寒、发热、头痛、体痛、有汗或无汗、舌苔薄白，脉浮等。

里证：身体以腑脏骨髓为内。内在病属里证。里实证见：壮热或潮热、神昏、烦躁、口渴、胸满、腹胀、便闭、苔黄或灰黑、脉沉等。

迟脉：《诊家正眼》曰："迟脉属阴，象为不及，往来迟慢，三至一息"。即医者一呼一吸，病人脉动三次者，幼儿四五次者。

数脉：《诊家正眼》曰："数脉属阳，象为太过，一息六至，往来越度"。即医者一呼一吸病人脉动六次者，幼儿七八次者。

内：体内，里证。

外：体表，表证。

无：没有。

虚脉：崔氏脉诀曰："三部无力，其名曰虚。"即浮、中、沉三部脉俱无力之脉。

实脉：崔氏脉诀曰："三部有力，其名曰实。"即浮、中、沉三部脉俱有力之脉。

虚证：《内经》曰："精气夺则虚。"是正气不足之证。证见：少气懒言，心悸不寐，面色无华，脉虚无力等。

实证：《内经》曰："邪气盛则实。"是邪气有余之证。证见：高热神昏、胸满腹胀、便秘溺短、脉实有力等。

仔细：认真。

详：分析。

字廿七：明李时珍在《濒湖脉学》提出二十七种脉象，包括：

浮、沉、迟、数、滑、涩、洪、长、短、虚、实、弦、紧、缓、弱、细、动、伏、芤、散、牢、革、促、结、代、濡、微等二十七字，概括所有的脉象。

诀：歌诀。

讲：讲求；讲究。

明：明白；明了；理解。

四字：浮、沉、迟、数四脉。

【释译】

治疗大人的病，应该讲究脉象：浮脉主表；沉脉主里；迟主寒；数主热；有力为实，无力为虚。八纲即明，辨证清楚。常见病脉虽有廿七种脉象，但小儿疾病明白，浮、沉、迟、数等四脉即足矣。

小婴儿　看印堂　五色纹　细心详

【注解】

印堂：穴名，在两眉之间鼻根部（图9-2）。

五色：《素问·脉要精微论》曰："夫精明五色者，气之华也"；李中梓注曰："言气而血在其中矣"；喻昌在《医门法律》曰："……色者，神之旗也，神旺则色旺，神衰则色衰，神藏则色藏，神露则色露。"又《四诊抉微》曰："气至色不至者生，色至气不至者死"。故神色

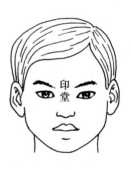

图9-2　印堂穴

是五脏气血盛衰的外观，根据五行理论，五色分属五脏，故青色为肝之脏色，红色为心之脏色，黄为脾之脏色，白为肺之脏色，黑为肾之脏色。

纹：文彩。

【释译】

小儿病的诊断除了脉象外，主要参看印堂穴的颜色变化。

色红者　心肺恙　俱热症　清则良

清何处　心肺当　退六腑　即去恙

【注解】

红色：属火，为手少阴心经本色，主热。微赤是虚热、赤甚是实热，色浮是热在表，色沉是热在里；微赤似饮酒，面颧浅红，游移不定是寒极似热的"戴阳证"。

心：《内经》曰："心者，君主之官，神明出焉。"心主血脉，又主神明。故心经病多为血脉运行和情志思维异常。

肺：《内经》曰："肺者，相傅之官，治节出焉。"肺主气，司呼吸，为气机升降之枢。故肺经病多见气机升降失调的表现。

心肺热证：赤色为手少阴心经本色，为火旺表现，按五行生克理论"太旺必克肺金"，故心热必致肺热，其证轻则发热、恶寒、咳嗽、痰喘、舌苔薄白，舌尖赤，脉浮滑数，甚则高热、神昏、痰喘、抽搐等症。

清：《内经》曰："热者寒之。"即清法。推拿手法之一。从指根推向指尖。

何处：什么穴位。

心穴：在中指掌面，指根至第二指节为膻中穴，从指根推向第二指节，可清心热，镇惊悸，化痰，定喘。

天河水穴：在两臂掌侧中央部，从掌根推至肘窝为清天河水，可泻心经邪热、化痰、止咳、定喘，又有解表之功。

肺穴：在无名指掌侧，从指根推至指尖为清肺，可清肺热、解表、发汗、止咳、定喘，从指尖推至指根为补肺，可止虚喘、咳嗽。

当：应当。

退：推拿手法之一，从肘窝尺侧退向腕部。

六腑穴：在前臂尺侧，从肘弯推向腕部，性大凉，能退五脏六腑之大热，亦有解表、定喘作用。

即：就。

去：祛。

【释译】

眉间色红，为心肺二经热证，轻则解表，清热，可推天河水穴，清肺穴。重则兼推六腑穴。

色青者　肝风张　清则补　自无恙
平肝木　补肾水

【注解】

青色：属木，为足厥阴肝经本色，主惊、主疼、主寒。青而黑多寒疼，青而白主虚风，青而赤为肝火，青赤而晦为郁火，面青唇青是阴盛。

肝：《内经》曰："肝者，将军之官，谋虑出焉"。肝开窍于目，主筋，为藏血之脏，主疏泄。故肝经病多属情志不舒或肝郁气滞，化火生风之病。

肝风：《内经》曰："诸风掉眩，皆属于肝"。发则眩晕、抽搐、痉挛等证。按其病因的不同可分为：肝火旺而生风，法当清肝火，可推六腑穴、平肝穴。土虚木贼之虚风，法当培土抑木，可补脾穴、平肝穴。肾阴亏阳亢，法当滋水，潜阳，可推补肾水穴，平肝穴。皆可兼捣小天心穴，该穴在大小鱼际交接处凹陷中，有清热、镇惊，可用于惊风抽搐、夜啼、警惕不安等症。

张：角弓反张。

平：推拿手法之一，同清法。

肝穴：在食指掌侧，从指根推至指尖，可镇惊，止痉，退热。

肾穴：在小指掌侧，从指尖推至指根，可补肾水，可治腰痛、腿酸、头晕、眼花。

肾：《内经》曰："肾者，作强之官，伎巧出焉"。又有"肾为先天之本"之说。肾主骨生髓、主藏精、主水液，内蕴元阴元阳，故为水火之脏，故肾病多为阴阳失调，偏阳虚或偏阴虚或阴阳俱虚之证。

【释译】

眉间色青，为肝风之病，肾阴亏，水不涵木，肝阳亢盛者，当补肾水以生肝木，平肝木以潜阳。

色黑者　风肾寒　揉二马　清补良

列缺穴　亦相当

【注解】

黑色：属水，为足少阴肾经之本色，主水、主恐惧、主寒、主痛。黑而肥泽属无病。黑而瘦削是虚火内伤，黑而焦枯、齿槁是肾热久病，黑而暗淡属阳气不振。

风：风邪。

寒：症见四肢逆冷，腰痛腹痛，泄泻下痢，疝气，阳痿等。

揉：推拿手法之一，医者右手拇指肚在穴位上左右等数旋动。

二马：穴名，在手背小指和无名指掌骨面凹陷处，此穴大补，性大热，有壮阳祛寒之功，适用于一切虚寒证。

清补：清法和补法兼用，多用于寒热错杂或虚实错杂症候，如上热下寒，上虚下实，上实下虚之证。

列缺穴：在腕关节两旁凹处，医者以拿法拿之，有发汗、止痉、镇惊、开窍作用。

亦：也。

相当：合适。

【释译】

色黑者为风寒之邪侵肾脏为寒为痛，法当祛风散寒，止痛。二马穴可壮阳祛寒补命门，列缺穴可发汗祛风，止痛。

色白者　肺有痰　揉二马

分阴阳　天河水　立愈恙

【注解】

白色：属金，手太阴肺经本色，主虚、主寒、主脱血，主夺气。白而润泽是肺胃气充，无病之象，白而色淡是肺胃虚寒，印堂及准头（鼻尖）白色明润是善色，枯夭是恶色。

痰：狭义的痰指咳出的痰涎，广义的痰包括咳出的有形之痰涎，以及留在体内的无形之痰，它是津液在人体各部分郁泄不通，凝聚而形成，可引起许多痰病，痰可随气流行，无处不到，故怪病多痰。它的产生与脾肾的关系密切，肺失宣肃，脾失运化，水液输布失调可以生痰，所谓：脾为生痰之源，肺为储痰之器。肾的气化作用失常也生痰，如因肾阳虚，能使水泛为痰，肾阴虚，则内热煎熬成痰。

分：是推拿手法之一，是医者两拇指向左右相反方向推之。

分阴阳：穴名，在手掌下部，左右两高肉处，即大小鱼际，推之可使阴阳平衡，阴阳交合故可治寒热往来，夜眠不安，咳嗽痰喘等证。

【释译】眉间色白主肺病有痰，应视痰邪的成因，分而治之。属肾阳虚者，当揉二马穴，温阳则寒痰自化；脾虚运化失职，肺失所养者，当培土生金，健运化痰；阴阳不平衡者当分阴阳，以达阴平阳秘；由外感热证引起，当推天河水，清肺以解外邪。

色黄者　脾胃伤　若泻肚

推大肠　一穴愈　来往忙

【注解】

黄色：属土，为足太阴脾经本色，主脾虚、湿证，黄而鲜明如橘子色是湿少热多，属于阳黄；黄如烟熏是湿多热少，属于阴黄；黄而枯瘦是脾胃有热；黄而色淡是脾胃气虚；黄而暗淡是脾胃寒湿，黄而暗滞，是内有蓄血，印堂及准头（鼻尖）色黄明泽是病退之象。

伤：受伤；受病。

若：倘若，假若。

泻肚：腹泻；拉稀者，如感外邪者，当解表止泻，为逆流挽舟之法，选平肝，清肺，天河水穴；内伤饮食，当通泄止泻，为通因通用，泻脾胃，泻大肠；脾胃虚弱，当补脾止泻，为虚者补之，补脾穴，清补大肠穴；肝木乘脾，当平肝健脾止泻，为抑木扶土法，平肝穴，清补脾穴；肾阳不振，当壮阳止泻，脾阳根于肾阳，为虚者补其母之法，揉二马穴，清补脾。

大肠：《内经》曰："大肠者，传导之官，变化出焉。"大肠司传送糟粕。故病则大便秘结或泄泻下痢。

大肠穴：在食指外（桡）侧缘，推法有三种：从指端推向指根为补大肠，有收涩提升作用，可治腹泻脱肛等。从指根推向指尖为泄大肠，有通泻作用，可治便秘。来回推为清补大肠，有运化作用，可治完谷不化，腹泻便秘。

来往忙：来回推。

【释译】

眉间色黄为脾胃受病。王冰曰：胃司受纳，脾司运化。故脾胃病多为受纳无权，运化失职。倘若腹泻，则清补大肠。此为通治之法。

言五色　兼脾良　曲大指

补脾方　内推补　外泻详

【注解】

言：说；讲。

兼：合；加。

脾胃：《内经》曰："脾胃者，仓廪之官，五味出焉。"

王冰曰："胃司受纳，脾司运化。"胃主受纳，腐熟水谷，脾主运化，输布水谷精微。脾胃主升清降浊为生化之源，五脏六腑四肢百骸皆赖以养。故脾胃病多受纳、腐熟、输转、传导功能失调。

曲：弯曲。

脾穴：在大指外（桡）侧，从第二指节到指头。拇指屈曲从指尖推向第二指节为补脾，有补虚作用，主治气虚，食欲不振，久泻，虚喘等。不屈指从第二指节推向指尖为泻脾，有通泻作用，主治气实积泄，腹胀便秘等症。来回推为清补脾，有健脾运化之功，主治消化不良，食欲不振，泄泻等症。

【释译】

以上讲五色主病及其治疗。但脾主四肢，脾为后天之本，为生化之源，五脏六腑、四肢百骸皆赖以养。病虽危，胃气健可治，胃气败则不治，万物土中生即是此理。

大便闭　外泻良　泻大肠　立去恙　兼补脾　（应为肾）
愈无恙

【注解】

闭：闭塞；不通。

大便闭：大便秘结，其因分为二途：一为燥结，一为阴虚。前者当通泄泻下，推八卦穴，泻大肠，泻脾胃。后者当滋阴通下，补肾水，泻大肠。

兼补脾：此处脾字应为肾之误。因阴虚便秘，当补肾水以润便，即增水行舟之法，补脾何能通便，应据此改之。

【释译】

大便燥结，治宜泻脾泻大肠，祛燥通泄，阴虚便秘当补肾水以增液通便。

若腹痛　窝蜂良　数在万　立无恙

【注解】

腹痛：腹痛原因很多，主要分：燥屎内结，治宜泻下燥屎；风寒乘之，法当祛风散寒；木克土，法应抑木培土。

一窝蜂（风）：穴名，在手背腕横纹中央凹陷处，揉法，左右等数，能祛风散寒，止痛，主治下寒性腹痛。

【释译】

腹痛为一症状，病因很多，应推因求治。此处乃言风寒所致之腹痛。揉一窝风穴，可祛风散寒，止痛。独穴一次可推万数。

流清涕　风感伤　蜂入洞　鼻孔强　若洗皂　鼻两旁

向下推　和五脏　女不用　八卦良

【注解】

清：水之貌。

涕：鼻涕。

清涕：鼻涕水。

风：《内经》曰："风为百病之长。"风邪常夹他邪从皮毛、口鼻袭人。

感：感染。

蜂入洞：穴名，在双鼻孔。医者以右手食中两指从鼻孔向内旋进转出，周而复始。可解表祛风散寒。

强：好。

洗皂：穴名，在双鼻翼两旁，医者以食中两指在鼻翼两旁，从上向下摩擦，有通窍，调和五脏作用。

和：调和

五脏：心肝脾肺肾。

八卦：穴名，在掌心四周，高肉处，成环状。卦名：乾，坎，艮，震，巽，离，坤，兑。有开胸顺气、降逆通泄作用。故胸满、咳嗽、气急实喘；泛恶呕吐，食积泄泻，腹胀便秘等症可治。

运：推拿手法之一，医者用拇指或食中指端，自乾卦起做顺时针方向运行，至离卦应轻力而过。

【释译】感冒鼻塞，流鼻涕，当用蜂入洞和洗皂二穴。洗皂穴还有调和五脏的作用。八卦穴亦可调和五脏。

若泻痢　推大肠　食指侧　上节上　来回推　数万良

【注解】

痢：夏秋季节常见之痢疾以腹痛下痢赤白，里急后重为主症。可分湿热痢和寒湿痢二种。前者以化湿热，导积滞，调气血为主，泻大肠，运八卦，清补脾。后者以温中化湿，理气导滞为主，揉二马或外劳宫，运八卦、清补脾。

上节上：大肠穴在食指第一指节外（桡）侧。习惯性推法，以全指较方便，其功效不变。

【释译】

此言痢疾的一般推法，但下痢致病因素复杂，症状变化亦多。故临床应根据病情配合他穴，治疗不可拘于此说。

牙痛者　骨髓伤　揉二马　补肾水　推二穴　数万良

【注解】

牙痛，其病因可分三途：胃火（实火）盛者当泄其胃火，泻脾胃，泻大肠；肾水亏，虚火上炎者，当大补肾水，引火归元，揉二马、补肾水。虫蛀者当杀虫。

骨髓：《内经》曰："齿乃骨之余，肾主骨生髓"。此言齿、骨、肾三者关系。

骨髓伤：代指肾虚牙痛，多为年老、久病或房事过度，导致肾精大伤，虚火上炎所引起。

【释译】

此言由肾亏所致的牙痛，当揉二马，补肾水，以补肾亏，阴阳双补，引火归元，使阴平阳秘，牙痛可止。但胃火盛，不可用此法，当泻脾胃之火。

治伤寒　拿列缺　出大汗　立无恙　受惊嚇　拿此良　不醒事
亦此方　或感冒　急慢恙　非此穴　不能良　凡出汗　忌风扬

【注解】

伤寒：《内经》曰："今夫热病者，皆伤寒之类也"。又曰："人之伤于寒也，则为病热"。此处为外感病的统称。狭义伤寒即指太阳表实证，症见恶寒，发热，无汗，头项强痛，体痛，脉浮紧者。

受：受到。

惊：《内经》曰："惊则心无所倚，神无所归，虑无所定，故气乱也"。是猝然遇到非常事变而致精神上突然紧张的表现。

嚇：即"吓"，害怕的样子。

不醒事：不省人事，即昏迷。

急：急惊风，乃外感风寒，内积痰热所致，盖热为心所主，风为肝所生，风热相煽，心肝火旺，气血并走于上，猝然神昏，悸动抽搐。另因真阴不足，肝阳易动，阴虚阳亢，风火内旋，焦灼血脉，筋失濡养，而致拘急，角弓反张，牵引搐搦。治疗当以清热祛风或滋阴息风为主，以祛痰镇惊通窍为辅。

慢：慢惊风，乃脾虚肝木乘之所致，故又称慢脾风。气血大虚，内风陡起，其证为面色㿠白或萎黄，嗜睡无神，睡则露睛，抽搐无力，时作时止，或昏睡瘛疭，头目摇动，或吐或泻，痰鸣微喘，治则以扶元固本，培养脾胃为主，佐以平肝息风。

非：必需加之。

凡：凡是，所有。

汗：《内经》曰："阳加于阴谓之汗"。汗液乃体内阳气蒸化阴液所成。

汗出：是一症状，按其病因可分为昼则汗出，劳则加重，为气虚或阳虚自汗；大热、大汗淋漓为阳明实热汗出；睡则汗出，醒则汗止，为阴虚盗汗。阳虚自汗，法应固表止汗，清补脾，清天河水；

阳明实热汗出，法当清热止汗，退六腑；阴虚盗汗，法当滋阴降火止汗，补肾水，清天河水。

忌：禁忌。

扬：吹

【释译】

外感风寒之表实证，拿列缺可解表发汗，祛风散寒；汗出后当忌风吹。受惊吓及急慢惊风之人事不省，拿列缺穴可镇惊，开窍，止痉，为权衡治法，当据病因辨证配穴治之。

霍乱病	暑秋伤	若上吐	清胃良
大指根	震艮连	黄白皮	真穴详
凡吐者	俱此方	向外推	立愈恙
倘泻肚	仍大肠	吐并泻	板门良
揉数万	立愈恙	进饮食	亦称良

【注解】

霍乱：《内经》曰："清气在阴，浊气在阳，清浊相干，乱于肠胃，则为霍乱"，《伤寒论》曰："呕吐而利，此名霍乱。"成无己认为："霍乱吐利，饮食所伤。"可知中医所谓霍乱病乃发病骤急、吐泻交作之类疾病的统称。

暑：夏季。

秋：秋季。

吐：由胃失和降、胃气上逆所致，以有声有物为呕，有物无声为吐，有声无物为干呕。按病因分为寒热之不同，故寒呕当温中止呕，可以揉外劳宫或揉二马，清胃。热呕应泻火，清胃，运八卦。

胃穴：大指根，"震艮连，黄白皮"指胃穴的位置，在大指根，八卦穴震艮两卦相连方位，大鱼际黄白皮相间处为真穴，从腕部推向第二指节，称为清胃经，可降胃气，清胃热，止呕吐。

仍：仍然，照归。

并：和。

板门：穴名，在手掌大鱼际平面，八卦震艮部之间的凸肉处，左右等数揉之，可升清降浊，调和脾胃，止呕止泻。

进：吃。

饮：喝。

食：饭。

【释译】

暑秋季，感受暑湿、寒湿等秽浊之气或饮食不洁则发生上吐下泻症，名谓霍乱。若上吐可清胃，若下泻可清补大肠；吐泻并作可揉板门。此为通治之法，临症当分寒热或于霍乱辨证配穴治之。呕吐伤胃气，故吐泻初止，稍进稀粥，胃气得养为佳。

瘟疫者	肿脖项	上午重	六腑当
下午重	二马良	兼六腑	立消亡
分男女	左右手	男六腑	女三关
此二穴	俱属凉	男女逆	左右详

【注解】

瘟疫：《内经》曰："五疫之至，皆相易染，无问大小，病状相似。"是感受非时疫疠之邪而致的烈性传染病。

肿脖项：多由温毒袭肺卫，兼犯少阳、阳明二经。少阳为枢机门户，居半表半里，邪从表入，传经归之，阳明为多气多血之经，土为万物所归，邪亦归之，风热之邪最易袭此二经。风热毒邪郁于耳下及项部，则硬肿作痛，侵袭肺卫则寒热头痛。

上午重：《内经》曰："平旦至日中，天之阳，阳中之阳也。"邪热为阳邪，上午阳气重，故阳与阳合，故上午重，此为阳盛之实热证。

六腑：胆，胃，大肠，小肠，三焦，膀胱。

六腑穴：可泻六腑之火邪，故疮疡红肿热痛亦可治之。

下午重：《内经》曰："日中至黄昏，天之阳，阳中之阴也"，下午属阳中之阴，此时阳盛阴伤，阴虚火炎，故下午重。此为阴虚火旺之虚热证。

消：消失。

亡：没了。

男：为阳。

女：为阴。

左：为阳。

右：为阴。

三关穴：在左前臂桡侧，从腕部推向肘弯，性大热大补，可补脾壮阳，故治虚寒性疾病。

逆：相反、不同。

【附注】

男六腑、女三关：此说不真，推拿分男左女右，此为封建迷信之说，没有科学根据，故存而不用。根据临床实践证明，男女左右手穴位皆可用。李老先生临证习惯取左手，亦可推拿右手。

【释译】

瘟毒结于项，上午重者，为实热，当退六腑以泻实热。下午重为阴虚火炎，兼推二马及补肾水穴。至于男左女右之说不真。

脱肛者　肺虚恙　补脾土　二马良

补肾水　推大肠　来回推　久去恙

【注解】

脱肛：直肠脱出肛门以外，多属脾肺气虚，中气下陷所致。

土：五行之一，脾属土。

【释译】

脱肛之症，多属脾肺气虚，中气下陷所致。因肺与大肠相表里，肺虚大肠亦虚，收缩无力则脱出，故补脾土以生肺金，补肾以壮肺金，里壮表固，气的固摄作用正常，则脱肛可愈。

或疹痘　肿脖项　仍照上　午别恙　诸疮肿　照此祥

【注解】

或：或者。

疹：多发于冬春季节，小儿易染，遍身出现红色疹点，稍见隆起，拍之碍手，状如麻粒，乃内蕴胎毒，外感麻毒，内外相感，发于肺胃。初期，症如感冒发热，三天后见疹，再四天出透，透后热退疹渐消。一两星期后完全恢复健康。

痘：多发于冬春季节，发热，一二日出疱疹，分批出现，消退后不留瘢痕者为水痘，乃感受天行不正之气而发，病机为风热外袭，湿邪内蕴，郁发于肌表。

仍：仍然。

上：上述。

午：上下午。

疮：广义说是指一切外疮的总称。从狭义说，是作为发于皮里肉外的疮毒和发于皮肤上的疮疖。

【释译】

麻疹、水痘，头项肿痛等疾病，仍然按照瘟疫肿脖项条，上午重属阳属实，下午重属阴虚火炎，治法亦同，诸疮肿，亦按上法治疗。

虚喘嗽　二马良　兼清肺　兼脾良

【注解】

喘：呼吸急促，甚者张口抬肩谓之喘。

嗽：咳嗽。

虚喘嗽：张景岳曰："实喘者有邪，邪气实也。虚喘者无邪，元气虚也。"叶天士曰："在肺多实，在肾为虚。"

【释译】

虚喘嗽，其本在肾，其标在肺，故当揉二马，大补肾脏以纳气平喘，清肺金以降气平喘，清补脾以健脾化痰，久治可愈。

小便闭　清膀胱　补肾水　清小肠　食指侧　推大肠　尤来回轻重当

【注解】

小便闭：小便不通的致病因素很多，属于膀胱热结者，当清热化气；属肾阴虚者，应补肾水；属心热移于小肠者，当清热利小便；属腹泻小便不利者，当固肠利小便。

膀胱：《内经》曰："膀胱者，州都之官，津液藏焉，气化则能出焉。"其主要功能为储存津液，化气行水，故病则气化无权，小便不利，癃闭尿频，尿失禁等。

膀胱穴：在小指外（尺）侧，从掌根推至指根，可清膀胱、化热气、利小便。

小肠：《内经》曰："小肠者，受盛之官，化物出焉。"小肠受盛胃中水谷，主泌别清浊，清者输于各部，浊者渗入膀胱，下注大肠，故小肠病主要表现为清浊不分，转输障碍，证见：小便不利，大便泄泻，因小肠与心相表里，故心经移热于小肠则可见口舌生疮，小便不畅等症状。

小肠穴：在掌小指外（尺）侧，从指根推向小指尖，可清热利小便。

尤：又、还要。

【释译】

小便不通是一症状，属膀胱热结者，当清热化气，清膀胱；属肾阴虚者，当滋阴化气，当兼补肾水；属心经移热于小肠者，当清小肠之热，清小肠，清膀胱；属腹泻，为水液偏渗大肠者，当固肠利尿，清补大肠。

倘生疮　辨阴阳　阴者补　阳清当

紫陷阴　红高阳　虚歉者　先补强

诸疮症　兼清良　疮初起　揉患上

左右旋　立消之

【注解】

疮：疮疡是由营卫不和、气血凝滞、经络阻隔而引起的疾病。

阴阳：《内经》曰："阴阳者，天地之道也，万物之纲纪，变化之父母，生杀之本始，神明之府也，故治病必求于本"，这个本就是指阴阳，或本于阴，或本于阳。如疮形漫肿平塌，根脚散漫，不红不热，有的坚硬，有的软陷或不痛或微痛或痒痛并作，来势缓慢，未成难消，即成难溃，溃后脓水清稀，溃后不易收口的是阴证。凡是疮形高肿，根盘紧束，灼热肿痛，皮色红赤，来势暴急，未成易消，即成易溃，溃后脓水稠黏，容易收敛的为阳证。

紫：疮面色紫。

陷：疮面平塌下陷。

阴：阴证。

红：疮面红色。

高：疮面高起。

阳：阳证。

虚歉：虚弱。

旋：转。

【释译】

疮疡证当辨阴阳。阴者，疮面色紫平塌，治宜温补，二马穴、三关穴可选用；阳者，疮面色红、高肿热痛，治当清泻。身体虚弱者当先补脾，疮症当兼用清法，因清法可理气活血、疏通经络。疮初期，脓未成应揉患上，左右等数，揉之疮可消。

胸膈闷　八卦详　男女逆　左右手　运八卦　离宫轻

【注解】

胸：胸腔。

膈：横膈。

闷：胀满、不通。

离宫：八卦之一，卦名属心位，主南方，为君火，部位在中指下掌骨处。《内经》曰；"壮火食气。"火性炎上，心火易旺，故君火、相火不可轻动，所以对于离位指力宜轻过。

【释译】

胸膈满闷：推八卦可开胸降气。唯运八卦至离宫应轻，古有离宫属心火，不可动之说。

痰壅喘　横纹上　左右揉　久去恙

【注解】

壅：堵塞。

横纹：穴名，小指下节与掌相连之纹下又一横纹，穴在纹中偏外处。左右等数揉之，可化痰下气、开胸顺气、利膈。

【释译】

痰涎壅塞肺道，气机不利而喘，揉横纹穴，时间久了可根治。

治嗽症　并痨伤　嗽弱者　气血伤
辨此症　在衣裳　人着袷　伊着棉
亦咳嗽　名七伤　补要多　清少良
人穿袷　他穿单　名五劳　肾水伤
分何脏　清补良　在学者　细心详

【注解】

合：合。

痨伤：《内经》曰："久视伤血，久卧伤气，久坐伤肉，久立伤骨，久行伤筋。"系操劳过度所致。

气：《灵枢·刺节真邪》曰："真气者，所受于天，与谷气并而充身也。"即先天之元气藏于肾，后天之气生于脾胃，充泽于五脏六腑。

血：《内经》有"心主血脉，肝藏血、脾统血"之论。血来源于水谷精气，通过脾胃的生化，输布注入于脉，化而为血。所谓：中焦受气，取汁变化而赤，是谓血。

气血：气属阳，血属阴，血赖阳气以运行，气行血亦行，气滞血亦滞。气脱血亦脱。故有："血随气行，气为血帅，血为气之母"之说。

袷：两层的衣物。

伊：他。

七伤：《千金要方》曰："七伤"，指：大饱伤脾，大怒气逆伤肝，强力举重久坐湿地伤肾，形寒饮冷伤肺，忧愁思虑伤心，风雨寒暑伤形，恐惧不解伤志。

五劳：《医家四要》曰："曲运神机则劳心，尽心谋虑则劳肝，意外过思则劳脾，遇事而忧则伤肺，色欲过度则伤肾。"

【释译】

虚劳证是由脏腑亏损、元气虚弱而致的一种慢性疾病。

《内经》曰："阳虚生外寒，阴虚生内热。"因此，衣着对虚劳证辨证有一定意义。在治疗上，《难经》曰："损其肺者，益其气；损其心者，调其荣卫；损其脾者，调其饮食，适其寒温；损其肝者，缓其中；损其肾者，益其精。此治损之法也"。后世金元李东垣和朱丹溪对劳倦内伤各有阐发。前者长于甘温补中，以脾胃立论；后者善用滋阴降火，以肝肾论治。这是治虚劳病的大法。故阳虚者应温补，阴虚者当大补肾水以降虚火。

眼翻者　上下僵　揉二马　捣天心

翻上者　捣下良　翻下者　捣上强

左捣右　右捣左

【注解】

眼翻：似怒而目光窜动，上视或直视或偏左，偏右斜视等，是肝风之症状，因肝开窍于目。

僵：强直。

天心：穴名，在手掌面之大小鱼际间上端交接处凹陷中，捣之可泻心火，镇惊，安心神。

捣：推拿手法之一。医者屈第一指节以关节处捣之。可分左右上下四个方向。

【释译】

眼翻是肝风的症状，发则身体僵直，眼翻或上或直或左或右。捣小天心穴配合他穴治疗。上视向下捣；下视向上捣；左视向右捣；右视向左捣。

阳池穴　头痛良　风头痛　蜂入洞　左旋右　立无恙

【注解】

阳池穴：在腕上二寸背侧尺桡骨间凹陷处，左右等数揉之，可祛风，升阳，健脑，安神，聪耳，明目，治头痛。

头痛：头为诸阳之会。六腑清阳之气，五脏精华之血，都聚会于此。因此外感诸邪，内伤诸不足或瘀阻其经络，清阳不得舒展，皆会发生头痛之症。

【释译】阳池穴可治疗头痛，如果外感风邪头痛，应加推黄蜂入洞。

天河水　口生疮　遍身热　多推良

【注解】

口：属脾经。

舌：为心之苗。

遍：全。

【释译】

天河水穴可治由心脾火盛所致之口生疮、遍身发热之症。

中气风　男女逆　右六腑　男用良

左三关　女用强　独穴疗　数三万

多穴推　约三万　遵此法　无不良

【注解】

中气风：指中风猝然仆倒，昏迷不识人的疾患，同时可现半身不遂，口眼㖞斜，舌强言謇等症。

中风可因外风直中或内风大盛而发生，多兼气虚、湿痰等症，病机有风、火、虚、痰、瘀、气六端，以肝肾阴虚为本，错综复杂。《金匮要略》以邪轻重浅深为辨：邪在于经，肌肤不仁；邪在于络，即重不胜；邪入腑即不识人；邪入于脏，舌即难言，口吐涎。

遵：遵守。

【释译】

中风后遗肢体麻木不仁，废而不用症。可推三关穴，每次推三万数。若兼他症选用他穴，数目亦在三万数，遵法推拿，可获良效。

遍身潮　分阴阳　拿列缺　汗出良

【注解】

潮：潮热即寒热如海潮，定时交替，即寒热往来，定时而发。

【释译】

对以寒热往来为主症之少阳证及疟疾，可用分阴阳以达到阴阳平衡，拿列缺穴，使之出汗，可愈寒热之症。

五经穴　肚胀良

【注解】

五经穴：在食指、中指、无名指及小指第二指节和拇指第一指节左右等数揉之，可理气、消胀满、和五脏。

肚胀：多为气滞所致，气行则胀满得消，应辨虚实。实者开之，虚者应先补后泻。

【释译】

腹胀为气滞所致，法应行气导滞。临证应辨虚实，实者开之，选五经穴，八卦穴；虚者应先揉二马，后推五经穴或运八卦。

水入土　不化谷　土入水　肝木胜

【注解】

水入土：运水入土穴，从小指根，经小鱼际运向大鱼际。运肾水以滋脾土可润便软坚。主治小便多，大便秘结，脾阴亏乏之胃炎，食而不消、不运等症。

谷：食物。

土入水：运土入水穴，从拇指第二指节经大鱼际、小鱼际运向小指根。运脾土以克肾水，可固肠止泻，主治肝郁气滞之腹痛，泄泻等症。

旺：盛。

【释译】

脾阴亏乏所致之食欲不振、食而不消、不运症，运水入土穴可治；由肝郁气滞所致之腹痛泄泻症，运土入水可治。

小腹寒　外劳宫　左右旋　久揉良

【注解】

小腹：脐以下为小腹。

外劳宫：在中指和无名指背掌骨间凹陷处，左右等数揉之，可温中散寒，暖下元，引火归元。

【释译】

外劳宫可治下寒腹痛，又可引火归元，故下焦虚寒多用之。

嘴唇裂　脾火伤　眼胞肿　脾胃恙

清补脾　俱去恙　向内补　向外清

来回推　清补双

【注解】

嘴唇裂：脾其华在唇，裂口或干燥起皮屑乃脾经火盛所致。

眼胞肿：眼皮属肉轮，属脾所主，脾胃运化失职，湿邪乘之，为脾虚湿盛之象。

【释译】

嘴唇干裂乃脾胃火盛所致，当泻脾胃。眼胞肿乃脾胃运化失职，湿邪乘之所致，清补脾或补脾，可健脾化湿。

天门口　顺气血

【注解】

天门口：天门入虎口穴，从大拇指内侧尖端推向虎口，有顺气活血之功。

【释译】

气滞血瘀所致之病，可推天门入虎口穴。

五指节　惊嚇伤　不计次　揉必良

腹痞积　时摄良　一百日　即无恙

【注解】

五指节：十指指节。因小儿手指太细，无法揉之，故临床习惯手法以掐为主。可镇惊，消痞积。

计：计数。

痞：心下满而不痛为痞，心下按之柔软，或不软而硬但不拒按，仅是病人自觉烦闷不舒，谓之痞，病在气分。

积：是腹内有积块，按之不移，痛有定处，病在血分。

时：时常。

摄：即掐。

【释译】

五指节穴，掐之可治小儿惊嚇症。对于小儿痞积症，常掐之，久则可散。

上有火　下有寒　外劳宫　下寒良

六腑穴　去火良　左三关　去寒恙

右六腑　亦去恙

【注解】

三焦：上焦，包括心肺二经；中焦，包括脾胃二经；下焦，包括肝肾二经。

上有火：目赤，牙疼，口舌生疮等症。

下有寒：腹痛，泄泻，疝痛等症。

【释译】

上焦有火，下焦有寒，应清上温下，引火归元，清上焦当用六腑穴。温下元应揉外劳宫，推三关。

虚补母　实泻子　曰五行　生克当　生成母　成生子

【注解】

补母：《内经》曰："虚则补其母"，正气虚应补其母脏。

母：肺为肾之母；肾为肝之母；肝为心之母；心为脾之母；脾为肺之母。

泻子：《内经》曰："实则泻其子"，邪实可泻其子脏。

子：肾为肺之子；肺为脾之子；脾为心之子；心为肝之子；肝为肾之子。

五行：金，木，水，火，土。配五脏则为肝属木；心属火；肺属金；脾属土；肾属水。

生克：是五行学说之内在联系，也就是制化关系。其相化关系亦即相生：如金生水；水生木；木生火；火生土；土生金。其相制关系亦即相克，如：金克木，木克土，土克水，水克火，火克金。

【释译】

此讲中医之五行学说，其内在联系是制化关系，亦即相生关系，如金生水等；其相制关系亦即相克关系，如金克木等。能够生成他脏者为母，如：金能生水则金为水母；成生者即成为他脏所生者为子。如：金能生水则水为金之子，五行生克学说是中医辨证治疗的基本法则。

穴不误	治无恙	古推书	身手足
执治婴	无老方	皆气血	何两样
数多寡	轻重当	吾载穴	不相商
老少女	无不当		

【注解】

误；错误。

古：古代。

推：推拿。

书：书籍。

执：拿着。

老：老人。

气血：中医认为气血乃人生命活动的基础。

何：怎么？

寡：少。

载：记载。

商：商讨。

少：少年。

【释译】

穴位选择真实，手法正确，指力均匀，治之不会出差错。古代推拿书籍穴位遍布躯干和四肢，只可以治疗婴儿。没有治疗老年人的方法，老人和小儿皆靠气血而生存，为什么还两样呢？区别只有次数多少，指力轻重不同而已。我所记载的穴位，不讨论这些，因为人以气血为本，故治疗皆同，不论男女老少，没有不可治的。

遵古难　男女分　俱左手　男女同　余尝试　亦去恙

【注解】

余：我。

尝试：试验。

【释译】

遵照古代的推拿方法，要分男左女右，我推拿都用左手，男女相同。通过临床试验，同样可以治病。

凡学者　意会方　加减推　身羸壮
病新久　细思详　推应症　若无恙

【注解】

意：意义。

会：领会，体会。

新：新得之病。

久：陈病，旧疾。

【释译】

凡是学习推拿的人，都应该心领神会，加减变化。身体虚弱或者强壮。病新久应仔细考虑，力求其详，推对了证，病若消失。

第十章

李德修膏方

第一节　膏方及小儿膏方

一、膏　方

膏方，又叫膏剂，以其剂型为名，属于中医里丸、散、膏、丹、酒、露、汤、锭八种剂型之一。膏的含义较广：如指物，以油脂为膏；如指形态，以凝而不固称膏；如指口味，以甘美滑腴为膏。如指内容，以为物之精粹；如指作用，以滋养膏润为长。膏方之膏，综合上述诸义。膏剂有外敷和内服两种，外敷膏剂是中医外治法中常用的药物剂型，除用于皮肤、疮疡等疾患以外，还在内科和妇科等病症中使用。内服膏剂，后来又称为膏方，因其起到滋补作用，也有人称其为滋补药，广泛地使用于内、外、妇、儿、伤骨、眼耳口鼻等科疾患及大病后体虚者。具有强身健体、延年益寿、改善人体阴阳平衡、调节脏腑气血的功效。

二、膏方的制作

膏方制作起来比较复杂，有一定的程序，自制者必须严格操作和掌握好浸泡、煎煮、浓缩、收膏、存放等几道工序，否则不能达到预期效果。

（一）浸泡

先将配齐的药料检查一遍，把胶类药拣出另放。然后把其他药物统统放入容量相当的洁净砂锅内，加适量的水浸润药料，令其充分吸收膨胀，稍后再加水以高出药面10cm左右，浸泡24小时。

（二）煎煮

把浸泡后的药料上火煎煮。先用大火煮沸，再用小火煮1小时左右，转为微火以沸为度，约3小时左右，此时药汁渐浓，即可用纱布过滤出头道药汁，再加清水浸润原来的药渣后即可上火煎煮，煎法同前，此为二煎，待至第三煎时，气味已淡薄，滤净药汁后即将药渣倒弃（如药汁尚浓时，还可再煎1次）。将前三煎所得药汁混合一处，静置后再沉淀过滤，以药渣愈少愈佳。

（三）浓缩

过滤净的药汁倒入锅中，进行浓缩，可以先用大火煎熬，加速水分蒸发，并随时撇去浮沫，让药汁慢慢变得稠厚，再改用小火进一步浓缩，此时应不断搅拌，因为药汁转厚时极易粘底烧焦。搅拌到药汁滴在纸上不散开来为度，此时方可暂停煎熬，这就是经过浓缩而成的清膏。

（四）收膏

把蒸烊化开的胶类药与糖（以冰糖和蜂蜜为佳）倒入清膏中，放在小火上慢慢熬炼，不断用铲搅拌，直至能扯拉成旗或将膏汁滴入清水中凝结成珠而不散即可。

（五）存放

待收好的膏冷却后，装入清洁干净的瓷质容器内，先不加盖，用干净纱布将容器口遮盖上，放置一夜，待完全冷却后，再加盖，放入阴凉处。另外，要逐一在收膏的同时，放入准备好的药末（如鹿茸粉、人参粉、珍珠粉、琥珀粉、胎盘粉），要求药末及红枣肉等一起煎煮后取汁。一起放入可充分发挥其作用，而后待膏方熬至挂旗收膏。

三、小儿膏方

李老先生认为，小儿"形气未充，脏腑未坚，腠理疏松，表卫不固"，任何内外环境的刺激或生活起居的改变均可影响小儿的身体健康。小儿膏方正是针对小儿禀赋不足、脏腑娇嫩、"稚阳未充、稚阴未长"的特点，结合小儿不同的体质，综合以往病史及目前状况，在中医基础理论指导下，根据整体观念、辨证论治、天人合一的思想，按君、臣、佐、使合理配伍，进行立方遣药，以达成补肺健脾益肾、扶正祛邪、增强免疫的目的。

李老先生经常说，小儿生理特点为"肺常不足，脾常虚"，易于感受外邪而发病。小儿"脏腑娇嫩，形气未充"。小儿的五脏六腑、气血津液、筋肉骨骼等形态结构和生理功能，均处于幼稚嫩弱阶段，尚未发育成熟，古人谓之："稚阴稚阳"。由于脏腑功能不足，对疾病的抵抗力较差，加以寒暖不能自调，饮食不知自节，容易受外邪侵袭和饮食所伤，更不能耐受突然的刺激，故极易受惊、生病。年龄越小，发病率越高，尤以呼吸系统和消化系统的疾病多见。

李老先生认为，小儿反复上呼吸道感染的主要病理机制是营虚卫弱，营卫失和。卫气虚则卫外不固，易为外邪所侵，营气虚则津失内守，故常自汗出，久则真气内耗，正不敌邪，故常反复感染或咳嗽缠绵不愈。取穴配伍中固本重在肺、脾、气、阴，调治当益气固表，使肺气充足，宣肃如常，卫外有力，肌肤得以温养，腠理汗孔开合有度，皮肤柔润，肌肉坚实，外邪不易侵入。小儿脾胃不足，故常易发生形瘦面黄、身材矮小、胃纳不馨、腹泻。脾属太阴，为后天之本，生化之源，胃属阳明，主腐熟，为水谷之海，有胃气则生，无胃气则死，胃气的强弱与小儿生理休戚相关。小儿膏方的适应证为反复呼吸道感染、哮喘、厌食、疳证、遗尿、心肌炎、肾病综合征、生长迟缓等疾病，涉及脏腑主要为肺、脾、肾三脏，尤其重在调理脾胃，固护根本。

小儿脏腑清灵，随拨随应，小儿膏方一年四季均可服用，而秋冬季节最佳。因秋冬季人体为适应外界渐冷的气候，血液输布、津液分泌及脏腑会作出相应的调整，血液在消化道为多，消化腺、消化酶分泌增多，消化功能增强，食欲旺盛，体内对高热量食品的需求增多，容易吸收营养，并把营养藏于体内，同时代谢降低、消耗减少。故自古以来，小儿在冬季阳气收藏之际服用膏方防治疾病、固本清源，收效甚佳。

另外，中药苦涩难咽，小儿难以喂服，即使你费尽心思开了再好的中药，如小儿拒绝服用也是枉然。而小儿膏方因加入了蜜、糖等辅料，口味较好，易于小儿服食。且小儿膏方多以清补调理为主，同时加入一些可以治病之品，起到扶正祛邪、却病纠偏的目的。因此，那些经常咳嗽或患有肺炎、哮喘、过敏性鼻炎的小儿，那些厌食、慢性腹泻、肠系膜淋巴结炎症、营养不良的小儿，那些患心肌炎、肾炎或肾病、遗尿的小儿，还有贫血、汗多易感、过敏性紫癜、佝偻病、生长发育迟缓的小儿，都可以在冬季用膏方进行调理，起到调整小儿脏腑阴阳气血、祛痰化瘀消积的作用，既能增进食欲、助长发育，又可增强体质、开发智力。

第二节　李德修常用儿科疾病膏方

一、李德修儿科膏方的适应证、禁忌证和配方注意

（一）适应证

李德修先生在整理前人儿科疾病的基础上，总结出儿科膏方对于先天禀赋不足所导致的慢性疾病或某些疾病的缓解期和稳定期，

后天喂养不当所导致的营养不良性儿科疾患，体虚感冒，脾胃虚弱所导致的小儿泄泻、厌食、呕吐、倦怠乏力、少气懒言，精气虚弱所导致的遗尿、不寐、嗜睡，以及一系列小儿慢性免疫力低下引起的呼吸系统和消化系统疾病有较好疗效。膏方为儿科慢性疾病清补治疗的绝佳选择。

（二）禁忌证

李老认为膏方为清补之品，小儿一切急性病症、热症、感冒发热、小儿湿疹疥癣和痧痘疹腮等传染病，以及新生儿硬肿和慢性进行性严重儿科疾患均不可使用小儿膏方治疗。

（三）膏方配药禁忌

李老据小儿脏腑娇嫩、形气未充之生理特点和前世儿科医家的著作，以及膏方的本质作用，综述以下几类药物不可用于儿科膏方。

1. 有毒副作用的药物　如光明砂、细辛、乌头类、砷类等。

2. 十八反、十九畏禁忌。

3. 药性过于峻猛的药物　如大黄等。

4. 血肉有情之品　如鹿角胶、龟板胶、阿胶、鹿茸、制龟板等动物制品。

5. 不利于消化吸收的药物　如五灵脂等。

二、典型儿科膏方

（一）小儿厌食症

诊断要点：小儿厌食可因局部或全身疾病影响消化功能，或因中枢神经系统受人体内外环境各种刺激的影响，使消化功能低下。表现为食欲不振或厌食。多由于小儿脏腑娇嫩，形气未充，伤食、积食导致的脾胃虚弱。

膏方处方：炒怀山药 100g，焦山楂 150g，炒谷麦芽各 150g，炒内金 100g，炒枳壳 100g，生甘草 30g。

制作方法：加水浓煎，加冰糖 40g，加入白蜜 250g 出膏。

服用方法：1 天 1 次，1 次 1 勺。小于 1 周岁 5~10ml，1~2 周岁 10~15ml，2~3 周岁 15~20ml。1 日 2 勺，温开水冲服。

（二）小儿佝偻病

诊断要点：佝偻病是维生素 D 缺乏性佝偻病的简称，主要表现为易怒、夜惊、夜啼、多汗以及骨骼改变，可见颅骨软化，串珠状肋骨，X 形腿或 O 形腿等。

常因营养不良引起。

膏方处方：生黄芪 150g，党参 150g，陈皮 100g，当归 100g，白术 150g，炒谷麦芽各 150g，炙甘草 30g。

制作方法：将上述药材用清水浸泡 24 小时，先文火煎煮药材 3 小时，再用急火浓煎 2 次，祛除药渣后取精汁，加入冰糖、白蜜各 250g 收膏。

服用方法：1 日 2 次，每次 2 勺，嘱患儿饭后 1 小时用沸水冲化服用。

（三）小儿遗尿症

诊断要点：年满 3 岁以上小儿，经常在睡梦中不自主排尿，每夜至少 1~2 次者称遗尿症。为肾精气不足所导致。

膏方处方：乌梅 150g，枸杞子 150g，益智仁 150g，桑螵蛸 150g，莲子 100g。

制作方法：将上述药材煎煮两小时，浓煎两次加入白蜜 200g 收膏。

服用方法：嘱患儿家长每日 1 次，1 次 1 勺。开水冲化服用。

（四）小儿体虚之反复感冒

诊断要点：上呼吸道感染，俗称"感冒"。轻症仅有鼻塞、流涕、喷嚏、干咳，重症则有发热，咳嗽加重伴咳痰等。小儿急性感冒发热不可用膏方治疗，本节所述膏方为小儿因气血阴阳两虚导致免疫力下降所引起的体虚感冒。

膏方处方：太子参 150g，黄芪 150g，白术 100g，防风 100g，茯苓 150g。

制作方法：将上述药材用清水浸泡 24 小时，先煎煮 3 小时，再用急火浓煎煮 2 次，去滓取清液，加入冰糖、蜂蜜适量后收膏。

服用方法：每日 1 次，1 次 1 勺。开水冲化服下。

（五）小儿夜啼

诊断要点：婴儿白天如常，入夜则啼哭不安，或每夜定时啼哭，甚则通宵达旦，故曰夜啼。

膏方处方：钩藤 150g，薄荷 100g，蝉衣 60g，白芍 100g。

制作方法：薄荷令取文火微微煎煮，余药浸泡 24 小时后急火浓煎，与薄荷混合后用文火煎煮 20 分钟加入蜂蜜收膏。

服用方法：嘱患儿隔日 1 次，1 次 1 勺。

（六）小儿泄泻

诊断要点：小儿泄泻是由多种病原或多因素引起的以大便次数增多、形状改变为特点的一组疾病。腹泻病程在两周以内称急性泄泻，病程两周至两月为迁延性泄泻，病程两个月以上则称为慢性泄泻。应将泄泻与痢疾相鉴别，若为里急后重之小儿痢疾忌用膏方治疗，李老膏方所治疗的小儿泄泻为慢性小儿泄泻，多是由于脾胃虚弱所致的慢性小儿泄泻。

膏方处方：黄芪 120，太子参 120g，炙甘草 30g，柴胡 60g，白术、当归各 100g，陈皮 100g，茯苓 120g，蜂蜜 250g。

制作方法：将上述各药一同放入锅中，加清水浸泡 24 小时，连煎 2 次，每次 2 小时，混合药汁，过滤取出清汁；蜂蜜加水煮沸，过滤祛除残渣。将药汁与蜂蜜混合，用文火熬煮，至膏稠停火，放凉后装瓷罐。

服用方法：嘱患儿 1 日 2 次，1 次 1 勺空腹用沸水冲化服用。

第十一章

李德修穴位贴敷

第一节 哮　喘

贴敷方一

公丁香、肉桂、白胡椒、硫磺等分为末，用凡士林调成膏药，涂纱布贴穴位上。

常用穴位：肺俞、定喘、大椎、中府、膻中、天突。

根据病情每次选2~3个穴位，更替贴之，每日一次。

贴敷方二

白芥子粉、面粉各15g，用温水调成糊状，涂在两层纱布中间，敷于胸部或背部啰音多的部位，局部先涂凡士林或者香油以保护皮肤。每日两次，每次10分钟或至局部皮肤潮红即去掉，以免起疱。能促进炎症吸收、啰音消失。新生儿忌用。

第二节 感　冒

贴敷方

香薷12g，萹草60g，夏枯草30g，柴胡10g，苏叶12g，菊花30g。选穴为大椎，将药物捣烂或取汁，调拌鸡蛋清或白酒，贴于大椎穴。

辨证配方

（1）风寒：姜汁6g，葱白12g。

（2）风热：薄荷 3g，金银花 30g。

（3）咳嗽：枇杷叶 6g，紫菀 10g。

第三节　目　赤　痛

贴敷方

桃仁和山栀子等分研末，糊于涌泉穴。

附：赤眼洗剂

蒲红英 30g，野菊花 20g，蝉蜕 10g，煎水熏洗眼；鲜蒲公英 60g，煎水内服和洗眼；菊花、双花各 9g，开水浸泡洗眼。

第四节　口　疮

贴敷方一

吴茱萸末 15g，加醋调成糊状，敷足心处，用胶布固定。晚上敷，次晨取下。

贴敷方二

桃仁、杏仁（带皮尖）、栀子各 7 个，捣成末加入蛋清 1 个，面粉一撮，白酒半小盅，和成糊状，敷足心涌泉穴。此乃上病取下，釜底抽薪之法。

贴敷方三

柿霜、冰硼散、珍珠散选一种涂口腔，日 3 ~ 4 次。

第五节　疝　气

贴敷方

艾草、厚朴、透骨草各 9g，桂枝 7g，葱须 7 寸。

煎水熏洗局部，药液不可过热，以免烫伤皮肤。用药液浸湿纱布托阴囊，边揉边还纳脱出之疝。

第六节 麻　疹

麻疹病李老一般不主张小儿贴敷治疗，这里特此提出。

第七节 惊　风

贴敷方

薄荷 3g，牛黄 3g，羚羊角 3g，黄连 3g，白芍 3g，青蒿 6g，菖蒲 20g。

选穴

多为囟门、肚脐。将药物研细末，调拌凡士林或麻油，敷贴穴位。

辨证配方

（1）急惊风：地龙 20g，全蝎 12g。

（2）慢惊风：防风 12g，菊花 30g。

辨证选穴

（1）急惊风：加百会。

（2）慢惊风：加涌泉。

注意事项

（1）注意饮食卫生，科学喂养，提高抗病能力

（2）防止惊恐，切忌听过分刺激的声音及嘈杂之音

（3）一旦小儿惊风发作，可先进行推拿点穴掐穴位，配合内服药治疗。

第八节　疳　积

贴敷方

木香 12g，陈皮 12g，莱菔子 12g，三棱 10g，莪术 10g，槟榔 10g，姜黄 3g。

选穴

中脘。将药物研成细末，调拌凡士林或麻油，敷贴于中脘穴。

辨证配方

（1）乳食不节：鱼腥草 60g，山楂 20g。

（2）虫积内聚：鸡血藤 20g，百部 12g。

辨证取穴

（1）乳食不节：加胃俞。

（2）虫积内聚：加肚脐。

注意事项

（1）一般应用乳品喂养幼儿，吃人（牛）奶为宜。

（2）小儿喂养应掌握规律，定量定时，先稀先素后荤，先少后多。

（3）小儿忌零食，香甜、厚腻食品不宜过多，不应暴饮暴食。

民间单验方

（1）艾草 60g，胡椒 3g，将药物研末后，加酒 12g，敷贴肚脐。

（2）白矾 6g，研末，调拌醋、面粉，敷贴涌泉穴。

（3）巴豆仁 12g，甜瓜子 12g，朱砂 3g，将药物研细末，用麻油调拌成药饼，敷贴印堂、中脘穴。

（4）栀子 12g，桃仁 8g，杏仁 8g，芒硝 6g，大黄 6g。将药物研细末，调拌面粉、鸡蛋清，敷于肚脐。

（5）使君子 20g，研细末，调拌浓茶，外敷贴脐部。

（6）吴茱萸12g，香附12g，莙草30g，侧柏叶30g。将药物研成末，调拌鸡蛋清敷于肚脐。

（7）朱砂3g，黄连3g，公鸡肝1个，将药物研细末，调拌麻油，敷贴囟门。

第九节　小儿腹痛

贴敷方

木香12g，丁香12g，沉香12g，香附8g，陈皮12g，白芍12g，生姜6g，小茴香20g。

选穴

腹部痛处。将药物捣烂或研成细末，炒熟后敷贴患处。

辨证配方

（1）寒湿腹痛：桂枝12g，艾叶30g。

（2）热结腹痛：冰片3g，樟脑3g。

（3）虫积腹痛：槟榔12g，百部6g。

辨证选穴

（1）寒湿腹痛：命门。

（2）热结腹痛：期门。

（3）虫积腹痛：血海。

注意事项

（1）注意腹部保暖，避免寒邪、湿热之邪侵袭腹部。

（2）注意饮食卫生，不宜过食生冷瓜果。

（3）热结脘腹引起腹痛，不宜用热敷贴，应冷后敷贴为宜。

民间单验方

（1）葱白60g，和盐炒热后，敷贴或熨烫肚脐处。

（2）槟榔12g，枳实10g，莱菔子10g。将药物研成末，调拌醋，敷贴患处。

（3）香附 20g，法罗海 12g，陈皮 6g，冰片 3g，将药物研细末，调拌凡士林，敷贴肚脐。

（4）胡椒 6g，研细末，调拌面粉，敷贴肚脐。

第十节 小 儿 咳 嗽

贴敷方

枳实 12g，麻黄 6g，大青叶 20g，藿香 12g，毛化红（化橘红）20g，半夏 6g，枇杷叶 10g，紫苏 12g。

选穴

肺俞、华盖。将药物研细末，调拌凡士林或麻油，敷贴穴应先行火罐拔吸或用姜蘸白酒搽皮肤，然后敷贴穴位。

辨证配方

（1）外感咳嗽：陈皮 30g，鱼腥草 30g。

（2）内伤咳嗽：郁金 12g，五味子 12g。

辨证选穴

（1）外感咳嗽：加大椎、膏肓。

（2）内伤咳嗽：加涌泉、中府。

注意事项

（1）注意气候变化，防止受凉。小儿要特别注意胸腹部的保暖。

（2）保持室内空气流通，避免煤气尘烟，不要在小孩的房间内吸烟。

（3）应进食清淡食品，不宜食用燥热油腻食物。

民间单方验方

（1）白芥子 20g，研细末，调拌面粉或麻油，敷贴华盖穴。

（2）黄芩 12g，黄连 12g，大黄 6g。将药物研成末，调拌白酒，敷贴胸部。

（3）石膏6g，枳实10g，瓜蒌12g，明矾3g，冰片3g。将药物研成末，调拌凡士林，敷贴大椎、涌泉穴。

（4）葱白60g，生姜12g，鱼腥草60g。将药物捣烂，调拌白酒，敷贴膻中穴。

（5）栀子12g，雄黄10g，细辛6g，没药12g。将药物研细末，调拌醋，外敷贴胸、背部。

（6）白芥子20g，延胡索12g，甘遂6g，细辛6g，樟脑3g。将药物研细末，调拌鸡蛋清，贴敷肺俞、中府穴。

第十一节　泄　泻

贴敷方

藿香12g，白芷6g，葛根20g，附子12g，陈皮12g，半夏6g，泽泻6g，樟脑8g。

选穴

神阙（肚脐）。将药物研成末，调拌姜汁或麻油，敷贴肚脐，然后热熨，温灸。

辨证配方

（1）外感六淫：吴茱萸12g，桂枝8g。

（2）内伤脏腑：丁香6g，五味子12g。

辨证选穴

（1）外感六淫：加八髎、胃脘部。

（2）内伤脏腑：胃俞、小腹侧。

注意事项

（1）注意饮食卫生，饮食宜定时定量，不要暴饮暴食，小儿不宜过食肥厚油腻及燥热之品。

（2）注意气候变化，避免小儿腹部、足部受凉。

（3）一旦发生腹泻，应停止食用牛奶或油腻食品，改用清淡食品。

民间单方验方

（1）胡椒3g，麝香0.2g。将药物研成末，调拌姜汁成膏，外敷神阙穴。

（2）松香6g。研细末，调拌白酒，敷贴肚脐。

（3）大蒜12g，捣烂，调拌鸡蛋清，敷贴涌泉穴。

（4）丁香6g，硫黄3g，胡椒6g，绿豆12g。将药物研细末，调拌开水做成药饼，敷贴肚脐、八髎穴。

（5）胡椒12g，艾叶30g，透骨草80g。将药物捣烂，调拌鸡蛋清，敷贴足心。

（6）白胡椒12g，炮干姜6g，炒雄黄3g。将药物研细末，调拌面粉做成圆条，敷贴肛门或肚脐。

第十二节 脐 突

贴敷方

取细辛2份，丁香1份，研细末装瓶备用。以盐水清洗脐部拭干，常规消毒周围皮肤，以消毒纱布轻轻加压使疝环回复，撒土辛香散（约1g），盖上纱布，紧压疝环，用绷带固定。一般经治疗1～2次痊愈。无并发症，固定良好者，无需换药。

第十三节 脐 风

贴敷方

麝香0.3g，防风12g，僵蚕12g，雄黄3g。

选穴

脐部。将药物研细末，调拌麻油或蛋清，贴敷患处，然后温灸。

辨证配方

（1）轻度脐风：野菊花 60g，黄芩 12g。

（2）重度脐风：艾绒 60g，龙骨 12g。

辨证选穴

（1）轻度脐风：囟门。

（2）重度脐风：涌泉。

注意事项

（1）普及新法接生，重视脐部清洁，防止感染。

（2）裹脐后，一般不宜随时拆开。

民间单方验方

（1）枯矾 3g，硼砂 3g，朱砂 0.3g，冰片 0.6g。将药物研成末，撒于患处，然后用纱布固定。

（2）胡椒 6g，葱白 10g，生姜 3g，艾叶 60g。将药物捣烂，调拌面粉麻油，做成药团，裹于手掌心。

（3）白附子 12g，研细末，调拌鸡蛋清，敷贴手足掌心。

（4）生地 12g，葱白 6g，莱菔子 10g，田螺 1 个。将药物捣烂，敷贴脐部。

第十四节　婴儿溢乳

贴敷方

苍术 5g，厚朴 5g，砂仁 5g，半夏 5g，丁香 5g，吴茱萸 5g，连翘 5g，生姜 10g。

共研成末，加少量水拌湿润，炒热后喷酒少许，趁热装入布袋内，热敷上腹部（中脘、上脘），每日 2~3 次，用本法 1 周无效者，改用其他方法治疗。

第十五节　遗　　尿

贴敷方

菟子丝 30g，桂枝 12g，五味子 12g，车前子 12g，石菖蒲 20g，樟脑 3g。

选穴

关元。将药物研细末，调拌凡士林或姜汁，敷贴穴处，然后温灸。

辨证配方

（1）肾虚遗尿：牡蛎 12g，金樱子 30g。

（2）膀胱失约：蝉蜕 12g，地龙 20g。

（3）下元虚寒：麻黄 6g，牛膝 12g。

辨证选穴

（1）肾虚遗尿：腰眼，涌泉。

（2）膀胱失约：血海，命门。

（3）下元虚寒：承山，八髎。

注意事项

（1）掌握小儿排尿习惯，逐步养成小儿规律性定时排尿。

（2）每日晚饭后适当控制饮水量。

（3）虚弱小儿应加强营养，避免惊恐。

民间单方验方

（1）硫黄 6g，大葱 30g。将药物研细末或捣烂，调拌麻油，敷贴神阙穴，然后温灸。

（2）五倍子 12g，五味子 12g，菟丝子 12g。将药物研成细末，调拌温开水，敷贴肚脐、命门穴。

（3）白芍 10g，白术 12g，白及 10g，白矾 3g。将药物研成细末，调拌葱汁，敷贴涌泉、关元穴。

（4）石菖蒲 20g，艾叶 60g，将药物捣烂，调拌食盐，敷贴小腹部。

第十六节　小儿麻痹症

贴敷方

川芎 12g，羌活 10g，独活 10g，防风 12g，黄芩 12g，当归 20g，赤芍 12g，红花 12g，冰片 3g，乳香 10g。

选穴

背心、胸口、肚脐、命门、八髎、委中。将药物研成细末，调拌凡士林或将药物炼成膏剂，先行推拿，然后敷贴穴处，配合温灸。

辨证配方

（1）上肢麻痹：桂枝 8g，丝瓜络 20g，香附 12g。

（2）下肢麻痹：牛膝 20g，鸡血藤 30g，青木香 6g。

辨证取穴

（1）上肢麻痹：肩髎、百会、曲池、劳宫。

（2）下肢麻痹：涌泉、郄门、血海、承山。

注意事项

（1）在流行季节，勿带小儿到公共场所玩耍，避免疲惫后受寒或者湿热之邪侵袭。

（2）讲究卫生，注意小儿饮食，忌不洁食物入口。

（3）早期小儿麻痹症，应卧床休息，适当配合按摩，针刺或服用中西药。

民间单方验方

（1）威灵仙 12g，半边莲 10g，透骨风根 30g。将药物研细末，调拌凡士林，敷贴穴位。

（2）当归12g，白芷12g，赤芍12g，红花12g，生地12g，石胡荽6g，樟脑3g。将药物研成细末，敷贴穴位。

（3）乌头12g，白芷10g，生地12g，田七3g。将药物研细末，或熬炼成膏，敷贴穴位。

（4）葱白20g，桂枝8g，当归20g，牛膝12g，伸筋草30g，麻黄6g，木瓜20g，红花12g，白芥子12g，穿山甲（因涉及保护动物或可用斑蝥、虻虫取代）6g，甘遂12g，细辛3g，麝香0.3g。将药物研成细末，调拌麻油，敷贴足心、手心。

（5）川续断12g，防风10g，羌活10g，独活12g，当归20g，黄芪12g，五加皮12g。将药物研细末，调拌麻油或鸡蛋清，敷贴穴位。

第十七节　五　迟　症

贴敷方

菖蒲20g，艾叶30g，川芎12g，羌活10g，穿山甲3g，茯苓12g，五味子12g。

选穴

关元、囟门。将药物研细末，调拌鸡蛋清或麻油，敷贴穴位，然后温灸。

辨证配方

（1）初期：牡蛎6g，虎骨6g（可用狗骨10g取代）。

（2）后期：乳香12g　麝香0.3g。

辨证选穴

（1）初期：两足踝尖，涌泉。

（2）后期：命门，百会。

注意事项

（1）妇女要在妊娠期加强营养，切忌风寒或湿热之邪侵袭。

（2）小儿要加强保暖，以免受凉。在给小儿沐浴时，不要摩擦太过，以免伤及皮肉。

（3）喂养上要少食多餐，注意保护小儿脾胃，供给足够营养，以喂母乳为宜。

民间单方验方

（1）防风12g，白及12g，柏子仁12g。将药物研成细末，调拌乳汁，敷贴囟会穴。

（2）干姜6g，细辛6g，肉桂12g，鸡蛋壳6g。将药物研细末，调拌麻油，敷贴膝关节、印堂、大椎穴。

（3）半夏12g，研细末，水调拌，敷贴足心。

（4）生附子12g，生南星20g。将药物研细末，调拌姜汁，敷贴天柱、八髎穴。

（5）海马6g，猴骨6g（可用狗骨10g），王不留行12g，威灵仙20g，核桃20g。将药物研成细末，调拌白酒或凡士林，或熬炼成膏，敷贴穴位。

第十二章
李德修儿科小验方

李德修老先生在临床中以推拿治疗小儿疾病的同时，常常佐以一些小验方，简便易行，疗效显著。现介绍如下：

一、生理性盗汗

浮小麦30g，红枣20枚。

加水煮汤饮用，每日1次，连服10天。

二、小儿湿疹

取黄柏25g、黄芩25g，放在800ml左右的水里，先泡上十几分钟，然后大火烧开，再小火煮20分钟。

煮好的药汁冷了之后，用药棉蘸汁，抹在孩子有湿疹的地方，每日3次。

三、小儿流涎症

益智仁30~50g，白茯苓30~50g，大米30~50g。

先把益智仁同白茯苓烘干后，一并研为细末备用。将大米煮成薄粥，待粥将熟时，调入药粉3~5g，稍煮即可。也可用米汤调药粉3~5g稍煮，趁热服食。每日早晚2次，连用5天。

四、小儿受惊夜间哭闹

五倍子1.5g。

研成细末，用老陈醋调成膏状，外敷脐中，用胶布固定，贴 10～12 个小时，每日换药 1 次，连服 3 天见效。

五、积食，伴口臭，腹胀，大便干结

山楂 25g，白萝卜 50g。

切成片，一起煎一小碗汤，一次服下，一天 2 次，对小孩消化不良造成的积食有特效。

六、小儿呕吐

方一

牛奶 100g，放入生姜 10g，一起煮熟，分两次晨起服用。

方二

鸡胗 10g，炒麦芽 15g，水煎服。这个方子可以治疗饮食所引起的呕吐。

七、感冒鼻塞，流清涕

方一

用生艾叶 100g，辛夷 20g，全部拣枝，揉碎成绒状，用手绢包缝成枕，当枕头用即可，两天换一次。重者取艾叶 10g，用纱布包敷于前囟处，这个方法对新生儿感冒鼻塞的效果最好。

方二

生姜 2 钱，生葱白 3 寸，大枣 4 个，水煎顿服。

方三

荆芥、薄荷、苏叶各 2 钱，水煎服。

方四

绿豆 5 钱，生姜 3 片，葱白 1 个，青萝卜片 1 两，水煎服出汗。

方五

生橘皮、生姜片加红糖，适量水煎服。

八、慢性咳嗽，阴虚久咳，干咳少痰，不易咳出

百合 15g，大枣 3~5 枚。

先将干百合用净水浸泡 12~24 小时，加入大枣共煮至枣熟，每天服 2~3 次。

九、小儿支气管炎缓解期，伴咽喉红肿、反复咳嗽、大便干结

方一

三仙饮：生萝卜 250g，鲜藕 250g，梨 2 个。

切碎搅汁加蜂蜜适量，于饭后半小时后分次服用。最好别空腹喝，胃虚寒的孩子不宜多喝。

方二

杏仁粥：将去皮甜杏仁 10g 研成泥状，加入淘洗干净的 50g 粳米中，加入适量水煮沸，再慢火煮烂即可。

宜温热时服用，每日服用 2 次，具有止咳平喘的功效。

十、小儿寒性支气管哮喘的缓解期，夜间咳嗽，舌苔白腻

方一

每晚临睡前用热水泡脚 10~15 分钟，取鲜葱白 50g、鲜生姜 15g，共捣烂如泥，外敷足心，用纱布固定。第 2 天起床时除去，每晚 1 次。此方适合 3 岁以上的小孩。

方二

将新鲜的小葱和生姜各 20g 切成细末，放入锅中加醋干炒，煸出

香味后出锅，用纱布包成饼状，敷于双足弓处，睡前敷。每天 1～2 次，坚持到症状消失后 3 天。

十一、支气管炎等小儿肺病

方一

擦背：用手或湿热毛巾揉擦胸椎部，每次擦至皮肤发热发红为度，对各种肺部疾病有辅助治疗作用。也可用手指重点按揉孩子背后的肺俞穴，每次 2 分钟。

方二

拍前胸：用虚掌（空拳）轻叩轻拍胸部正中间的胸骨，每次拍 3～5 下，停 10 秒左右，每天 3～5 分钟。重点按揉胸前的天突和膻中穴。

十二、支气管肺炎早期或恢复期

白芥子 20g。

研成粉末，加面粉用温水调成糊状，摊在（8cm×10cm）见方的洁净纱布上，贴在患儿两肩胛骨内侧的肺俞、定喘两穴上，用胶布固定，2 小时后取下，每天 1 次，7 天为 1 个疗程。可止咳化痰。加速病情好转。

十三、呼吸道反复感染，伴四肢冰凉，畏寒怕冷，舌苔薄白

母鸡肉 250g，猪腿肉 250g，肉桂 10g，党参 20g（肉桂和党参可以包在纱布内）。

加水 3000ml 煮汤，直至肉烂，取出肉及药物后余汤 2000ml 左右，后将鸡肉、猪头切成丝。取麦片 100g，放入锅内煮沸后，再缓慢加入面粉 200g，调成均匀糊状，最后加适量盐及味精。食用时取

适量加入碎鸡肉、猪肉及少量香油即可。以冬季食用为佳，可预防呼吸道感染。

<h2 style="text-align:center">十四、百　日　咳</h2>

方一

鸡苦胆1个，白糖适量。

用针刺破鸡胆，将胆汁烘干，加入适量的白糖，碾末调匀，1岁内分3天服完，2岁2天服完，2岁以上1天服1个，每天分2～3次服。

方二

大蒜5钱，白糖1两。

大蒜捣烂加糖，开水1杯，浸泡5小时，每日1剂。3次分服，连服4～5天。

<h2 style="text-align:center">十五、肺　　炎</h2>

方一

麻黄1～2钱，杏仁2～3钱，生石膏8钱～1两，生甘草1钱。

水煎服。适用于外寒里热的肺炎患者。

方二

葶苈子2钱，大枣3钱，水煎服。适用于肺实壅盛，痰多气喘的患者。

<h2 style="text-align:center">十六、鹅　口　疮</h2>

方一

取1个鲜柠檬榨汁，果汁和水按2∶1稀释，用其中的一半漱口，另一半尽可能停留在口内，充分与病灶接触。连续使用10天，即可见效。

方二

取吴茱萸 9g，捣碎研末，用醋调成饼状，贴在脚心涌泉穴，用纱布裹好固定。每天睡前贴好，次日早晨除去，将孩子的脚擦干净。

十七、痱　子

新鲜桃叶 100g（干桃叶 50g），水 1000ml。

将水煎到还余一半的时候，可以用此水直接涂抹患处，或掺入洗澡水中洗澡。

十八、婴幼儿口角炎

花椒少许，水煮 5 分钟左右。

以棉签蘸花椒水，涂抹在口角炎患处，每天 2~3 次，涂 2~3 天。家长可先自己涂一点，如只有轻微的麻痹感，可直接涂抹在孩子的嘴角，如嘴唇感觉明显刺激则需降低药液浓度。

十九、新生儿黄疸

茵陈 9g，黄芩 4.5g，黄柏 4.5g，枳壳 2.5g，山栀 3g，黄连 1.5g，大黄（后下）1.5g。

加水煎出药液 40~60ml，兑白糖少许，24 小时内分 6 次哺乳前服，4 天为 1 个疗程。

二十、腹　泻

方一

炒神曲、焦山楂、炒谷麦芽各 3 钱，鸡内金 1 钱，水煎服。

适宜于伤食泄者。

方二

鲜白扁豆花 1 两，水煎服。

适宜于感受湿热所致之泄者。

方三

藿香2钱，炒扁豆3钱，生车前子3钱，水煎服。

加白糖适量，日分3次服。适宜于伤暑腹泻者。

方四

炒山药、生山药各等量，共研细末，小米汤或开水送下。

1～2岁每次服3分，3～5岁每次服5分，5岁以上每次服1钱。适宜于脾虚泄泻者。

方五

无花果枝、叶适量，烧水洗脚及小腿。

方六

高粱1两，白矾2钱。

将高粱炒熟，与白矾混合，共研细末，每次服1钱，日3次，开水送服。

二十一、痢　　疾

方一

白头翁3钱，黄柏2钱，黄连1钱，秦皮2钱，水煎服。

适宜于疫毒痢的患者。

方二

葛根3钱，黄芩2钱，黄连1钱，甘草1钱，水煎服。

适宜于湿热痢的患者。

方三

紫参3钱，水煎代茶。

适宜于治疗热痢。

方四

鲜马齿苋2两，大蒜2瓣，共捣烂1次服下。

适宜于湿热痢的患者。

二十二、便　　秘

方一

麻仁丸，按说明服。

方二

肥儿丸，按说明服。

方三

润肠饮：蜂蜜3钱，盐5分，2岁以上者1次服下，不足2岁者分次饮用。

二十三、脱　　肛

刺猬皮粉2两，和面半斤加蛋，糖适量调味，烙小饼20个，随意服之。

二十四、疳　　积

方一

鸡内金3钱，山楂2两。

共研细末，每次服5分，日2次。

方二

肥儿丸，按说明服。

二十五、疝　　气

熏洗方：艾叶、厚朴、透骨草各9g，槐枝7寸，葱须7个。

煎水熏洗局部，药液不可过热，以免烫伤皮肤。用药液浸湿纱布托阴囊，边揉边还纳脱出之疝。

二十六、遗　　尿

方一

桑螵蛸、益智仁各5钱，水煎服。

适宜于肾气不固遗尿者。

方二

鸡肠1具，焙干研细末。

每日2次，每次1~2钱，开水送下。

二十七、麻　　疹

方一

芫荽适量，烧水服。

芫荽是最好的发物，疹出不透可用鲜芫荽蘸热黄酒搓五心，麻疹很快可出。

方二

透发麻疹：芫荽2棵、鲜茅根5钱，水煎代茶。

方三

蓖麻子去皮和咸萝卜叶捣烂，搓五心，疹可随之而出。

二十八、痄　　腮

方一

赤小豆粉适量，加入蛋清或陈醋，调敷患处。

方二

内服六神丸。

方三

蛇蜕1段约6g，鸡蛋2个。将蛇蜕切碎，用香油少许合而炒之，食用。

方四

大青叶 3 钱，双花 5 钱，薄荷 2 钱，黄芩 2 钱，甘草 2 钱，水煎服。

方五

板蓝根 3 钱，蒲公英 3 钱，水煎服。

二十九、羊 癫 疯

钩藤 6 钱，薄荷 6 钱，全虫 6 个，蝉蜕 2 钱，朱砂 6 分，僵蚕 6 个，黄金 6 钱。

以上药品共为细末，制成如小黄豆大小糊丸（每 30g 净药粉约出药丸量为 500 丸）。

每次服 1 丸一天 2 次。

三十、目 赤 痛

方一

鲜蒲公英 2 两，烧水，内服和洗眼。

方二

菊花、双花各 3 钱，开水浸泡，洗眼和内服。

第十三章

李德修辨证取穴简表

一、感冒辨证取穴简表

感冒	取穴	备注	
1. 感冒风寒	一窝风　平肝　清肺		主穴
	列缺或加提捏大椎穴	不得汗	加穴
	阳池	头痛	
	黄蜂入洞	鼻塞	
	清补脾　外劳宫	腹痛泻	
	清胃	呕吐	
2. 感冒风热	平肝　清肺　天河水		主穴
	阳池	头痛	加穴
	黄蜂入洞	鼻塞不通	
	清补脾　清补大肠	腹泻	
	六腑	高热不退	
	外劳宫或二人上马	虚实热纠结久不退	
3. 感冒兼症			
（1）感冒夹痰	平肝　清肺　天河水　运八卦		主穴
	清补脾	痰太热	加穴
	六腑	高热	
（2）感冒夹滞	平肝　清肺　天河水　运八卦　清脾		主穴
	清胃	呕吐	加穴
	清大肠	见有有形食积	
	六腑	高热	

续表

感冒	取穴	备注	
（3）感冒夹惊	平肝（加重）　清肺 天河水（加重）		主穴
	六腑	高烧	加穴
	下捣小天心 向相反方向捣小天心	见角弓反张　目上翻 惊厥　目斜视	
（4）感冒寒热往来	分阴阳　大四横纹 外劳宫		主穴
	平肝（加重）　清肺 天河水	少阳证	加穴

二、咳喘辨证取穴简表

咳喘	取穴	备注	
虚证咳喘	清肺　清补脾　运八卦		主穴
	二人上马	痰多味咸	加穴
	平肝　天河水　清胃	咳震　头胸痛　多呕	
	清脾胃（加重）　清胃	痰黏　不思饮食	
	二人上马　三关	虚寒象显	
	天河水	虚热象显	
	清补脾　二人上马　运八卦	阳虚咳喘	专用穴
	天河水　二人上马　运八卦	阴虚咳喘	
	清肺（重用）　清补脾 二人上马	肺燥　干咳　无痰	
	清补脾　运八卦　外劳宫 清补心	心阳不足	
实证咳喘	四横纹　运八卦　清肺		主穴
	天河水	热盛	加穴
	清胃	胃热上蒸	
	平肝　下捣小天心	气逆咳甚	
	六腑	热甚	
	天河水　平肝	热为寒束，去四横纹	

续表

咳喘	取穴	备注	
外感并咳喘	分别用感冒风寒风热穴位再加运八卦，四横纹，平肝，清肺	治外感，加穴治咳喘	
单见咳	平肝 清肺 清胃 运八卦	他症兼见单咳单喘分别加入治他症穴中	
单见喘	运八卦 平肝 清肺		
久咳成劳	二人上马 清补脾		主穴
	补肺	虚甚酌加	加穴
百日咳	平肝 清肺 天河水 清胃 运八卦	初中期	
	平肝 清肺 天河水 清胃 运八卦 清补脾 二人上马	晚期虚甚	
	八卦 清补脾	肺气虚极无热	
	补肺	肺虚太甚酌用	加穴
肺炎	平肝 清肺 天河水 运八卦	见风象守此多推	主穴
	清胃	兼呕	
	六腑	热甚	
	小横纹	痰壅气郁	加穴
	直捣小天心	喘逆过甚	
	二人上马 清补脾	见脱象	

三、麻疹辨证取穴简表

麻疹	取穴	备注	
顺证	平肝 清肺 天河水		主穴
	清胃	兼呕吐（不可过用）	
	利小便 清补大肠	兼泻	
	平肝、清肺（重用） 清胃（中病即止）	兼音哑	
	清胃（中病即止）	唇干口渴	加穴
	清肺（加重） 运八卦	咳重	
	天河水（加重） 清胃（中病即止）	咽喉红肿	
	平肝（加重）	目赤太甚	

续表

麻疹	取穴		备注	
顺证	清胃（不可过用）		服热性发物 疹上盛下稀	加穴
	守主穴　多推　加运八卦		发痒发喘	
	二人上马		误食酸，体温渐减	
	清胃（适当用）　重者加六腑		伤热	
	二人上马　也可加外劳宫		伤凉	
逆证	取穴		备注	
逆症阴证	平肝　清肺　天河水（坚持久推）			主穴
	二人上马		仍不畅透	加穴
逆症阳证	取穴加穴同上			
邪闭不出	拿列缺，回醒之后得汗仍守三主穴 加二马			
邪毒入血	六腑　二马　平肝　清肺　天河水		疹色紫黯尚未变黑	
	三关　二人上马　外劳宫		体温渐复	
	平肝　清肺　天河水　二马		体温上升	
变证				
麻疹肺炎	平肝　清肺　天河水　八卦			主穴
	六腑		热太盛	加穴
	如兼见他症，加穴与肺炎同			
麻疹倒回	拿列缺　平肝　清肺　天河水 二人上马			主穴
	三关		见寒象	
	外劳宫		腹痛	
	透出仍用平肝　清肺　天河水三穴			
麻疹后遗症				
腹泻	清肺　清补大肠　平肝　清肺　天河水			主穴
	清补脾　二人上马		泻止善后	加穴
咳喘	平肝　清肺　天河水　八卦			主穴
	清补脾　二人上马		善后	加穴
水痘	清胃　清肺　天河水			主穴

四、呕吐辨证取穴简表

呕吐	取穴	备注	
胃热呕吐	清胃　平肝　天河水　运八卦		主穴
	板门　清大肠	腹痛　便秘	加穴
胃寒呕吐	外劳宫　板门　平肝　清胃　运八卦		主穴
	一窝风	外中寒邪腹痛	加穴
	清大肠	有形寒积	
	清补脾	寒伤脾胃或冷泻	
伤食呕吐	板门　运八卦　清胃　清补脾		主穴
阴虚呕吐	二人上马　板门　清胃　运八卦　清补脾		主穴
	天河水	生虚热者加	加穴
夹惊呕吐	平肝　清胃　运八卦　板门　天河水　外劳宫		主穴

五、泄泻辨证取穴简表

泄泻	取穴	备注	
风寒泄泻	一窝风　外劳宫　清补大肠		主穴
	清补脾	善后	加穴
湿热泄泻	平肝　清胃　天河水　清小肠　运八卦		主穴
	清补脾	善后	加穴
伤食泄泻	清胃　天河水　八卦　清补大肠　清小肠		主穴
脾虚泄泻	外劳宫　清补脾　清补大肠		主穴
脾肾阳虚泄泻	二人上马　外劳宫　清补脾　板门		主穴
受惊泄泻	平肝　清肺　天河水　板门　掐揉五指节　清补大肠		主穴
吐泻交作	板门独穴以此为度		
	平肝　清胃　天河水　清补大肠	继用加穴	加穴

六、痢疾辨证取穴简表

痢疾	取穴	备注	
湿热痢	平肝　清胃　八卦　清补大肠　清小肠		主穴
	六腑	高热	
	天河水	单见赤	
	清补脾	单见白	
疫毒痢	平肝　清胃　天河水　六腑　清补大肠　清小肠		主穴
	外劳宫　二马　清补脾　清补大肠	扶正救脱	主穴
寒湿痢	外劳宫　清补脾　清补大肠		主穴
慢性痢疾	清补大肠独穴	1小时得效	主穴
	天河水　清补脾　平肝	偏热	加穴
	外劳宫　二人上马	偏寒	
	清补大肠　清补脾	阿米巴痢疾	
噤口痢	板门　清胃　天河水　清补脾　清补大肠		主穴

七、腹痛、便秘辨证取穴简表

脘腹痛	取穴	备注	
寒性腹痛	一窝风　外劳宫　板门　八卦		主穴
热性腹痛	平肝　清胃　天河水　板门		主穴
食积腹痛	平肝　清胃　清脾　八卦　板门　清大肠		主穴
气郁腹痛	平肝　运八卦　四横纹　板门		主穴
瘀血腹痛	四横纹　外劳宫　板门　天河水		主穴
蛔虫痛	第一次　外劳宫　平肝 第二次　外劳宫　清胃　清大肠		主穴
虚寒腹痛	外劳宫　清补脾　板门　四横纹		主穴
肠套叠腹痛	外劳宫（重用）　清脾　清胃　清大肠　四横纹		主穴
	清补脾	善后	加穴
便秘			
虚寒便秘	外劳宫　清补脾　运水入土　二人上马　清补大肠		主穴
实热便秘	平肝　清胃　天河水　运水入土　四横纹　清大肠		主穴

八、惊风辨证取穴简表

惊风	取穴	备注	
急惊风	平肝 六腑 清肺 天河水	清热	主穴
	运八卦 五指节 大四横纹	祛风痰	
	下捣 小天心 阳池 五指节	镇惊息风 角弓反张	
慢惊风	平肝 清补脾 运八卦 五指节 二人上马		主穴
	外劳宫	腹痛	加穴
	清补大肠	腹泻	
	清肺 天河水		
惊风后遗症			
余热不清	平肝 清肺 天河水		主穴
痰多	运八卦 大四横纹		主穴
余风未尽	平肝 阳池		主穴
下肢失灵	二马 清补脾		主穴
	仍不温加外劳宫 三关		加穴
目睛不正	向相反方向捣小天心	左斜右捣，右斜左捣，上翻下捣，下视上捣，得正即止	主穴
瘖哑	天河水 清肺		主穴
耳聋	平肝 补肾		主穴
四肢拘挛	平肝 清肺 天河水	风热尚盛时用	对症分别取穴
	阳池 下捣小天心	醒镇清窍时用	
	平肝 清补脾 补肾	舒筋益脾肾时用	
	四横纹 五指节	调和气血	
	二人上马	补益肾中水火收功	
余邪成痫	取穴见癫痫条		
惊风前仆	上捣小天心 二人上马 阳池 掐左右合谷	一百遍为一次 各一百遍	以上为一次治疗程序
洗浴受惊	平肝 阳池 掐五指节		主穴
胎风	平肝 阳池 清肺 天河水 五指节		主穴

九、癫痫、小儿麻痹症、胎黄、佝偻病辨证取穴简表

癫痫	取穴	备注	
惊痫	平肝　四横纹　五指节　下捣小天心		主穴
	加六腑	有热	加穴
痰痫	平肝　运八卦　四横纹　清补脾　下捣小天心		
	加六腑	有热	加穴
瘀血痫	平肝　四横纹　天河水　五指节　下捣小天心		主穴
小儿麻痹症	六腑　平肝　清肺　天河水	热盛时用	
	清补脾　大四横纹　五指节	热退时用	
	三关　外劳宫　二马　平肝　补肾　补脾　大四横纹　五指节	日久肢凉时用	
胎黄	清补脾　平肺　清胃	初现助消不必过用	
	外劳宫　清补脾　平肺　清胃	黄色转黯不退	
佝偻病	二人上马　外劳宫　三关　补脾　平肝　补肾　五经穴		主穴
	运八卦	兼咳喘时加用	加穴

十、肾系疾病辨证取穴简表

	取穴	备注	
肾病	平肝　清胃　清肺　清脾　清小肠　热加六腑		主穴
	无热者　平肝　清补脾　二人上马　清小肠		主穴
遗尿			
虚证	外劳宫　二人上马　清补脾　补肾　运水入土		主穴
肝热	平肝　天河水　清补脾　清小肠		主穴

续表

	取穴		备注	
疲劳生热	平肝 天河水 清小肠 运水入土			主穴
遗尿久不愈	平肝 补肾 二马 运水入土 天河水		有热用	主穴
疝气	二马为主穴独穴		可以专用	
疝气有湿	二马 清补脾 清小肠		寒湿可以加外劳宫	
疝气有寒	二马 外劳宫			
疝气有热	二马 天河水			
疝气气虚	二马 清补脾			
疝气气郁	二马 平肝 运八卦			
脱肛				
气虚	1. 清补脾 二马 补肾 清补大肠		徐氏法	
	2. 外劳宫 清补脾 清补大肠		李医师法	
湿热	清补脾 清胃 天河水 清补大肠 二马			

十一、其他杂病辨证取穴简表

其他杂病	取穴	备注	
痄腮	六腑 清胃 平肝		主穴
	天河水	初起有表证加	加穴
	二马	兼虚象加	加穴
夜啼			
脾寒	外劳宫 补脾 五指节		主穴
心热	平肝 清胃 天河水 五指节		主穴
惊恐	平肝 清补脾 清补心 天河水 五指节		主穴
小儿阴疸	外劳宫		主穴
	平肝 清肺	引邪透发	
	天河水	转阳后有热	
膀胱郁热 砂淋石淋	二人上马 平肝 清小肠		主穴
先天不足 老年肾虚	二人上马独穴 多揉		主穴

续表

其他杂病	取穴	备注	
胆囊炎	二人上马 清胃 清补脾 平肝		主穴
脑病	补肾 二人上马 阳池		主穴
热病成哑	二人上马 阳池 平肝 下捣小天心		主穴
寒热错综	大四横纹独穴		主穴
肝病	平肝		主穴
喉痛	卡拿合谷		主穴
虚火牙痛	二人上马 补肾		主穴
自汗盗汗	三关		主穴
	天河水	有虚热用	加穴
牙龈出血	清补脾 清胃 平肝 二人上马	虚热	主穴
	清脾 清胃 平肝	实热	主穴
劳伤	二人上马 补肾		主穴
小儿虚弱	二马 外劳宫 平肝 补脾		主穴
	清补脾	仅不思饮食	
口疮	清胃 天河水		主穴
脑积水	二人上马 阳池 下捣小天心		主穴
上火下寒	外劳宫（祛下寒），六腑（清上火）		寒暖穴并用

第十四章

李德修推拿代方药赋

小儿脏腑娇嫩、形气未充，平时乳食都易伤及脏腑。若感受病邪，单纯服用药物不能解决全部儿科疾病，且服药本身对小儿身体也是另一种伤害。李德修三字经推拿手法可以治疗绝大部分慢性儿科疾病和部分急性儿科疾病，李氏小儿推拿具有内外兼顾、标本兼治、减小毒副、简便廉效的治疗优势，成为中医儿科乃至于现代医学综合儿科的瑰宝。

第一节　李德修定独穴推拿代方药赋

分阴阳为水火两治汤

推三关为参附汤

退六腑为清凉散

天河水为安心丹

运八卦为调中益气汤

内劳宫为高丽清心丸

补脾土为六君子汤

揉板门为阴阳霍乱汤

清胃穴为定胃汤

平肝为逍遥散

泻大肠为承气汤

清补大肠为五苓散

清补心为天王补心丹

清肺为养肺救燥汤

补肾水为六味地黄丸

清小肠为导赤散

揉二马为八味地黄丸

外劳宫为逐寒返魂汤

拿列缺为回生散

天门入虎口为顺气丸

阳池穴为四神丸

五经穴为大圣散

四横纹为顺气和中汤

后溪穴为人参利膈丸

男左六腑为八味顺气散

女右三关为苏合香丸

第二节 推拿代方药赋中的儿科常用方剂

水火两治汤：（分阴阳）

组成：熟地黄、麦冬、生地、当归、玄参各1两，茯神木3钱，山萸肉5钱，白芥子3钱，黄连2钱，五味子2钱。

功用：滋补肝肾。

主治：因肝肾阴虚至极所致小儿心火亢盛，遂致身倒，状如中风，见口渴引饮，目睛红赤，气喘，心脉洪大，舌强而不能言语者。

参附汤：（推三关）

组成：生晒参半两（或可太子参取代），精炮附子（去皮脐）1两。

功用：回阳救逆、大补元气。回阳，益气，固脱。

主治：小儿元气大亏，阳气暴脱，汗出厥逆，喘促脉微欲绝。

服用：水2盏，加生姜10片，煎至8分，去滓，服用前温服。

注：本方有毒副作用且不宜久服，请少服或慎服。

清凉散：（退六腑）

组成：薄荷1钱，连翘1钱，焦栀子1钱，青蒿1钱，通草1钱，泽泻1钱，双花1钱，香附1钱，蚕沙1钱。

功用：清热解毒、宣发郁热。

主治：小儿热痧等各种痧证，证属热者，主证为发热狂躁，重者神昏。

安心丹：（天河水）

组成：生晒参1两（或可太子参取而代之），生石膏5钱，石菖蒲1钱，麦冬3钱，茯神木1两，天花粉5钱，玄参1两。

功用：清热养阴、祛痰安神。

主治：小儿胃气过热，不能安心中之火，证见一时昏眩猝倒，痰声如锯，奄忽不知人，非中风者。

调中益气汤：（运八卦）

组成：生晒参1两（或可太子参取而代之），当归身1两，茯神木1两，远志1两，生白术1两半，煅牡蛎2两，麦门冬半两，黄连半两，炒酸枣仁1两，辰砂1两，陈皮1两，生山药1两，生地黄1两，生甘草1两，炒枳实7钱，法半夏8钱。

功用：导痰清心、镇静安神。

主治：小儿怔忡不寐。

高丽清心丸：（揉内劳宫）

组成：寒水石、生石膏、黄芩、甘草、知母、黄柏、滑石、酒大黄、山栀子各10钱，黄连、朱砂、雄黄各5钱，冰片、牛黄各1钱。

功用：清热，镇惊，泻火，解毒，通便。

主治：小儿头痛齿痛，齿龈肿痛，唇焦口臭，暴发火眼，结膜肿痛，吐血、鼻出血，头热眩晕，便秘尿赤，鼻干耳鸣，以及小儿疹后毒热不净，牙疳。

六君子汤：（补脾）

组成：生晒参3钱（或可太子参取代）、炒白术3钱、茯苓3钱、炙甘草2钱、陈皮1钱、法半夏1.5钱。

功用：益气健脾，燥湿化痰。

主治：小儿脾胃气虚兼痰湿证。食少便溏，胸脘满闷，呕逆痞满等。

特殊服用注意：上为细末，作1剂，加大枣2枚，生姜3片，新汲水煎服。

阴阳霍乱汤：（揉板门）

组成：生晒参1钱，茯苓5钱，香薷1钱，藿香1钱，紫苏叶1钱，川朴5分，陈皮3分，枳壳3分，白术2钱，砂仁1粒，天花粉1钱。

功用：和其阴阳之气，佐以祛暑。

主治：小儿中暑，气不升降，阴阳拂乱，霍乱吐泻，角弓反张，寒热交作，心胸烦闷，痞满恶心。

定胃汤；（清胃）

组成：熟地黄3两，肉桂3钱，山萸肉3两，茯苓3钱。

功用：大补肾中之水火。

主治：小儿胃寒反胃，常见小儿呕吐清水痰涎，朝食暮吐，暮食朝吐。

服用：水煎服，日1剂而吐止，一个疗程10剂而病痊愈。

逍遥散：（平肝）

组成：炙甘草15g，当归身、白茯苓、白芍、生白术、柴胡各1

两，以上各药研磨为粗末。

功用：疏肝养血，和中健脾。

主治：小儿肝郁血虚，五心烦热，往来寒热，肢体疼痛，头目昏重，心悸面赤，口燥咽干，胸闷胁痛，纳呆嗜卧，倦怠乏力，脉弦而虚者。

服用：每服6g，用水300ml，加烧生姜1块切破，薄荷少许，同煎，去滓热服，不拘于服药时辰。

承气汤：（泻大肠）

组成：大黄、朴硝、淡豆豉、炒枳实、川朴各等分（据患儿体质情况配量）。

功用：发汗，泻下，去脏毒。峻下热结。

主治：小儿热厥惊风、痉病、发狂，或痞、满、燥、实四症皆出现兼见阳明腑实热证，证见大便不通，频转矢气，脘腹痞满，腹痛拒按，按之则硬，甚或潮热谵语，手足汗出，舌苔黄燥起刺，或黄燥燥裂，脉沉实。或下利清水，色纯青，其色臭秽，脐腹疼痛，按之坚硬有块，口舌干燥，脉滑实。

特殊服用注意：上用水2盅，煎至8分，空心温服。小儿大黄应同下或先下。

五苓散：（清补大肠）

组成：茯苓6两，泽泻10两，猪苓6两，肉桂4两，炒白术6两。

功用：温阳化气，渗湿行水。

主治：小儿膀胱化气不利，水湿内聚引起的小便不利，水肿腹胀，呕逆泄泻，渴不思饮。

特殊服用注意：入丸散口服，一次6~9g，一日2次。

天王补心丹：（清补心）

组成：生地黄4两，五味子、当归身、天冬、麦冬、柏子仁、酸枣仁各 1 两，人参、玄参、丹参、白茯苓、远志、桔梗各半两。

功用：滋阴安神、调心肾。

主治：小儿心肾不足、阴虚火动所致的失眠、梦遗、心悸、健忘等症。

特殊服用注意：入丸散蜜丸服用。

养肺救燥汤：（清肺经）

组成：荆芥 2 钱，麦冬 5 钱，玄参 1 两，天花粉 3 钱，甘草 1 钱，苏叶 1 钱，茯神 3 钱，黄芩 2 钱。

功用：清燥润肺，利咽止咳，顺气化痰，通便结等。

主治：小儿温燥伤肺证。头痛身热，干咳无痰，气逆而喘，咽喉干燥，口渴鼻燥，胸膈满闷，舌干少苔，脉虚大而数。

药物加减：若痰多，加川贝、瓜蒌以润燥化痰；热甚者，加羚羊角、水牛角以清热凉血。

六味地黄丸：（补肾水）

组成：熟地黄 5 两，炒萸肉 3 两，牡丹皮 2 两，生山药 3 两，茯苓 2 两，泽泻 2 两。

功用：滋阴补肾。

主治：小儿肾阴亏损，见头晕耳鸣，腰膝酸软，骨蒸潮热，盗汗遗精，消渴。

导赤散：（清小肠）

组成：生地黄、川木通、竹叶、生甘草梢各 1 钱。

功用：清心利水养阴。

主治：小儿心经火热证。症见心胸烦闷，面赤口渴，渴喜冷饮，口舌生疮，小便涩痛，舌尖红，脉数。

八味地黄丸：（揉二马）

古方书籍中八味地黄丸有诸多种类，其中有：杞菊地黄丸、麦味地黄丸、知柏地黄丸，古方八味地黄丸为麦味地黄丸，但儿科推拿代替的八味地黄丸为以下两种入丸散的成剂：

组成一：熟地 10 钱，山萸肉 5 钱，山药 3 钱，茯苓 3 钱，丹皮 3 钱，泽泻 3 钱，川芎 10 钱，肉桂 1 钱。

组成二：熟地黄 10 钱，丹皮 3 钱，白茯苓 3 钱，泽泻 3 钱，山萸肉 5 钱，山药 5 钱，黑附子 3 钱，川朴 3 钱。

功用：大补肾中水火，左揉气降，右揉气升。

主治：小儿小便闭塞，淋症，牙痛，痰湿，睡语，咬牙等。治虚火牙痛，耳鸣阳痿，足软不能履地，腰以下痛，眼赤而不痛，一切属肾虚的症候。

回生散：（拿列缺）

组成：木鳖子（净末）4 两（用清水浸泡至透，去皮洗净，切片，少用麻油，炒至金黄色，以透明为度，研成细末），穿山甲 1 两（因涉及保护动物或可用虻虫取代），血竭 5 钱，乳香 3 钱，没药 3 钱。

功用：去腐生肌，破血消瘕。

主治：小儿肿毒初起。

注：此方毒性较大仅可供外用。

顺气丸：（天门入虎口）

组成：山楂 6 两，陈皮 3 两，茯苓 3 两，焦神曲 2 两，炒莱菔子 1 两 5 钱，姜半夏 2 两，连翘 1 两 5 钱，炒麦芽粉 1 两 5 钱。

功用：消食化积，顺气化痰。

主治：小儿脾胃素亏，饮食不节，肥浓太过，坚硬难消，以致胸膈胀痛，嗳腐吞酸；兼治五郁六积。痰饮之类。猪肉面食之积。

用法用量：每服 2～3 钱，晨起服药，生姜汤送下。

四神丸：（阳池穴）

组成：煨肉豆蔻 7 两，补骨脂 15 两，五味子 7 两，吴茱萸 3 两，大枣 9 枚。

功用：温肾益精，涩肠止泻。

主治：小儿脾肾虚寒之五更泄泻。不思饮食，或腹痛，腰酸，肢冷神疲乏力，舌淡苔薄白，脉沉迟无力。

服用方法：上诸药研磨，用水一碗，煮生姜四两，红枣 50 枚，水干，取枣肉为丸，如梧桐子大小。每丸 6g，小儿每服 5 丸，临睡前温服，服用时禁忌生冷。

大圣散：（五经穴）

组成：泽兰 9 分（嫩者，不用根），麸炒白术 3 分，白芷 3 分，生晒参 3 分，川椒 1 两，川朴 1 两，藁本 2 分，干地黄 1 两半，吴茱萸 4 分，黄芪 3 分，炮乌头 3 分（去皮脐），卷柏 4 分（不用根），白茯苓 1 两，甘草 7 分，桔梗 1 两，白芜荑 7 分，阿胶半两（烊化），细辛 1 两，丹参 3 分，肉桂 5 分。

功用：常服暖子宫，和血气，悦颜色，退风冷，消除万病。

主治：小儿伤寒呕吐，遍身生疮，咳嗽寒热。

服用：每日服 1 钱，空腹以热黄酒调下。

顺气和中汤：（四横纹）

组成：姜半夏 6 分，白茯苓 7 分，炒白术 8 分，麸炒枳实 5 分，炙甘草 2 分，醋炒香附 1 钱，黑栀子 1 钱，焦神曲 6 分，炒砂仁 3 分，广陈皮 1 钱，黄连 6 分。

功用：降逆化痰，清热和中，散结顺气。

主治：小儿呕吐反胃，嘈杂吞酸。

服用方法：以上诸药锉碎。用生姜 3 片，清水 200ml，煎药至 140ml 时，入竹沥、童便、姜汁，可适时服用。

人参利膈丸（又名人参利肠丸）：（后溪）

组成：生晒参（或可用太子参取代）、白芍、制大黄、炒枳实、川朴、槟榔各等分，取沉香前量减半。

功用：燥实通便、消痞健胃。

主治：小儿脾胃食滞成膈，胸脘痞满，大便燥结。

服用：入丸散蜜丸。

八味顺气散：（男左六腑）

组成：白术 1 两，白茯苓 1 两，青皮 1 两，香白芷 1 两，陈皮 1 两，天台乌药 1 两，生晒参 1 两（或可用太子参取代），炙甘草半两。

功用：破气消积，开窍化痰，益气健脾。

主治：小儿中风之闭证、中气不通，气滞痰阻，神志昏愦，牙关紧急，痰涎上壅，腹胀气喘，半身不遂，口眼喎斜，语言謇涩，麻痹不仁，遍身疼痛；气滞腰痛；类中风，虚胀喘逆。

苏合香丸：（女右三关）

组成：犀牛角、白檀香、光明砂（朱砂）、白术、麝香、诃子、香附、沉香、青木香、丁香、安息香、荜拨各 1 两，熏陆香、苏合香、龙脑香各半两。

功用：芳香开窍，行气止痛。

主治：用于小儿寒闭证，中风，中暑，痰厥昏迷，胃气不和，心胸疼痛。

注：本方有毒副作用，剂量可减少，且少服或慎服。方中犀牛角现临床用水牛角代。

中国古代中药剂量换算：一两为 30g，一钱为 3g，一分为 0.3g，一厘为 0.03g

第十五章

李德修推拿点睛秘笈——

对小儿疾病的辨证治疗清补法的运用

根据之前所述，李老五色望诊方法，五色配五脏，而穴位所属亦各归于五脏，因此本派推拿，主要用脏腑辨证法为主，以简驭繁，气血津液，自然寓乎其中。脏腑辨证，是根据脏腑的生理功能、病理表现，对疾病证候进行归纳，借以推究病机，判断病变的部位、性质、正邪盛衰情况的一种辨证方法，是临床各科的诊断基础，是辨证体系中的重要组成部分。辨证治则，总不离阴阳五行与八纲的道理，本着这些理论原则，指导辨证选穴治疗。

主要治则，可用补法与清法概之。补法与清法须掌握正确。大抵补则气升，清则气降，清补则通和气血，起调整作用。实则用清，虚则用补。实中有虚，则用清补，或针对各脏病情而分别用清法、补法与清补法。用清法太多，须防正气受伤，也须酌用补法，以善其后。

例如治大便燥结，用清脾及清大肠法，因两穴皆为清，最后要用补肾法，固先天元气，以防清泄太过。

更有不宜补的穴位，如肝为将军之官，其性刚而主升，补则助其上升之势，而侮克他脏。肝属木，肾属水，水能生木，如见肝虚，则用补肾法，滋肾水以生肝木，也就等于补肝。

肺吸之则满，升之则气上，所以也不宜用补。肺属金而脾属土，土能生金，如欲补肺，可用补脾法以培土生金。但遇肺虚极的特殊情况，也可以酌用补法。心为神明之所出，不宜无故扰动，因而也不宜妄补。如欲补心，须用清补法。此外，大肠不可多补，如欲加强其功能，可用清补法。小肠、膀胱穴也不用补。

又有不宜清的脏腑，清则为泄，不应泄的脏就不能用泄法。如心火盛，不能直接清心穴，有一个穴位叫天河水，善能散热，清心用推天河水代替，能散热，能清心火。肾涵先天真水，也不宜清泄，如欲清肾火，则用清小肠、膀胱法以利小便，则肾火即随之而去。

退热一般用清法，但热有虚实，也有虚热实热纠结的情况，必须辨明，因此退热也不是专用清法。纯粹实热，其热太盛，有一个退大热的穴位叫六腑，可以采用。如大热持续不退，必然元气虚衰，须兼用补元气的穴位二人上马，再加上清补脾，甚至用热穴外劳宫以补元气、强体力，再加以六腑等清热之穴，其热方退。先天不足的小儿，虽有实热，清后也须用补，以固其根本。以上是清法，补法的运用原则，仍是根据八纲中的"虚实"两条大纲而来的。

清法与补法的运用，在辨虚实的同时，也要辨别阴阳。阴阳和虚实原也是分不开的。阳盛则热，阴虚亦热，阳虚则寒，阴盛亦寒。阳盛的热多为实热，阴盛的寒虚实兼有。阳虚的寒多为虚寒，阴虚的热多为虚热。这中间就产生了错综交互的情况，在治疗中取穴也比较复杂。阴盛则寒，一方面用暖穴助热，应属补法，一方面又要用清泄法去其寒积，属于清法。例如其人阴盛，又食冷物而腹痛，先用暖穴外劳宫温其寒，还要用清脾胃或清大肠法去其有形的寒积。至于阳虚之寒或中无形之寒，那就只用暖穴补之就够了。阴虚的热要用补元气的方法以治其本，还要用散热的穴如天河水以治其标，如兼有外感实热，则偏重清法。还有，新病多实、久病多虚，也须细心诊查辨别清楚，而采用适当的治法。

辨别瘟疫热证的气血虚实，还要注意时间的阴阳消长。平旦至日中（早六时到十二时）为阳中之阳。如在这时发热，则为实热，邪在气分，当清之；日中至黄昏（午十二时平晚六时），为阳中之阴，如在此时发热重，为兼有虚热，须先补后清，因热已入阴，为抗力不足之故，故须补而兼清。又发热前半夜轻，后半夜重为阴中之阴；同样，前半夜重后半夜轻，为阴中之阳，前者较重，后者较轻，皆为邪在阴分之征，总之，要注意时间之昼夜与上下午、上下半夜，观察病情的轻重变化，以辨其阴阳虚实，酌定清法、补法的运用。瘟疫是如此，其他病种亦同。如疹主气分，其病属阳；痘主血分，其病属阴，就其病之所属，再观察其病之变化，阴阳错综的现象也显示其虚实。

疮疡要看症状，也要从昼夜轻重观察。夜间痛甚的，色白平塌或紫陷的为阴，日间痛甚，红肿高大烦痛的为阳。也有两种情况兼见而属半阴半阳的。阴者当补，阳者当清，半阴半阳，补而兼清，看阴阳的比例以定其清补的分量，和虚实寒热仍是相互关联的。

第十六章

李德修小儿脏腑点穴

第一节 脏腑常规取穴及操作步骤

一、脏腑常规取穴

腹部及任脉取穴：阑门，建里，气海，带脉，章门，左梁门，右石关，巨阙。

背部及督脉取穴：百劳，肩井，膏肓，脾俞，肾俞。

二、点穴操作步骤

第1式：医者用左手拇指按住巨阙部位，用右手中指按住阑门，旋转推按，约2分钟或以气通为度。

第2式：医者左手拇指仍按住巨阙不动，用右手中指按住建里穴，旋转推按约2分钟或以建里穴气通为止。

第3式：医者用左手拇指按住右石关部位，食指或中指按住左梁门部位，右手中指按住气海穴，旋转推按约1分钟或感觉直下气通即止。此穴易通，不宜久治，以防气脱。

第4式：两手放于带脉。医者用左手食指、中指和右手拇指同时按住阑门与水分之间的部位，左手拇指、右手食指和中指扣住腹部两侧带脉，往里拢拨，同时右手食指和中指微微向里斜托，轻轻抖动，但扣住的带脉部位不能移动，以阑门感觉跳动为止。约1分钟，然后慢慢放开。

第5式：医者用左手拇指按住巨阙部位不动，右手拇指按住阑门穴，中指按住左章门部位，旋转推按以气通为度，约1~2分钟，推按毕用右手食指和中指，由章门穴往下偏右斜推至少腹，最多不超过3次。

第6式：医者左手不动，用右手中指按住左梁门穴，拇指按住右石关穴，旋转推按约1~2分钟，或以气通为度，推按毕，拇指和中指仍按以上2穴，进行拧拨（拧拨：即医师手纵向捏拧患儿对应穴位）1~3次。

第7式：医者左手无名指扣天突穴，中指按璇玑穴，食指按华盖穴，右手中指按住巨阙部位，旋转推按约2分钟或以气通为度。

第8式：医者用左手中指和食指按住巨阙部位，用右手食指按上脘穴，中指按中脘穴，无名指按建里穴，同时旋转推按，感到中脘、建里部位气通即止，约1~2分钟。

第9式：按照第1式，推按阑门穴1次。

第10式：按照第3式，推按气海穴1次。

第11式：并压三把。在第10式做完后，右手中指仍按气海，无名指和小指卷起，靠住患儿少腹，自右少腹右侧，缓缓压推至正面，右手中指和食指拳起，翻压少腹，自左少腹左侧缓缓压推至正面，用手背缓缓向下压推至关元部位，做1次为止。

第12式：引气归元。医者左手捏住建里部位，右手捏住气海部位，同时提起，往上提三提，轻轻放开。

第13式：彧中与阴陵泉齐放。医者用左手拇指和中指扣住两彧中穴，先用右手食指和中指，由巨阙部位向下直推至阑门，连续3次；再用右手拇指将左阴陵泉部位的筋按住拨开；然后用右手中指将右阴陵泉部位的筋按住拨开。

第14式：扶患儿坐起或令其俯卧。医者用两手食指、中指扣住患儿的两肩井穴；右手拇指缓推风府、哑门3~5次。

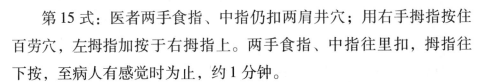

第15式：医者两手食指、中指仍扣两肩井穴；用右手拇指按住百劳穴，左拇指加按于右拇指上。两手食指、中指往里扣，拇指往下按，至病人有感觉时为止，约1分钟。

第16式：医者两手食指、中指不动；两拇指扣住两膏肓穴的大筋按压约1分钟。

第17式：医者左手拇指、中指扣住两膏肓穴的大筋（如钳形）按住不动，右手拇指、中指（如钳形）扣住两风门的大筋，顺其筋脉向下缓缓往里拨弄至两膏肓穴，扣住不动；随即用左手拇指和中指扣住两脾俞穴的大筋，按压脾俞约1分钟，右手仍扣住膏肓穴的大筋，顺其筋脉，向下缓缓推至两脾俞穴为止。

第18式：医者用右手中指按百劳穴；左手拇指、食指或中指扣住两肾俞穴大筋，往里合按，继揉之约1分钟。

第19式：医者两手拇指扣住两肩头，两手食指和中指扣住两腋窝前面的筋，分拨数次。再用两手食指和中指按住两肩头，两手拇指从背后插向腋下，用拇指提拨腋下后面的筋3～5次，随即顺其筋脉，缓缓向下拨送至两肘。做3遍。

第20式：医者用两手食指和中指插向两肋，扣住不动；两拇指扣住两膏肓穴，用拇指端扣拨两膏肓的大筋，往里合按约半分钟。然后两手拇指，顺其筋脉沿脊之两侧，缓缓左右往下分推至两肾俞为止。

第21式：医者两手握拳，按挤脊背两大筋，自风门穴起，顺其筋脉徐徐向下按至两肾俞穴。

第22式：医者右手食指和中指扣住右肩井，用左手掌按住百劳向下推送至尾闾部位，3～5次为止。

第二节　常见病辨证治法

脏腑点穴适用于7周岁以上的小儿，或脾胃虚弱，消化不良以及慢性胃肠消化系统疾病的小儿，更有加强脏腑功能、提高免疫力的保健作用，治疗同一种儿科疾病与第五章所述不冲突。治疗小儿常见病，一般都是在常规手法基础上，辨证加减取穴。每日施治1次，6天为1疗程。病未愈可连续或间隔3日再做第2疗程，直至治愈。治急重病，可酌情1日施治2~3次。

一、厌　　食

（一）治法

常规点穴加胃俞，大便秘结加大肠俞。

腹部及任脉各穴，用轻泻、轻补、重调法。背部及督脉各穴施以扣、按、拨法。

厌食病位在脾胃。其病机为脾失健运，胃失受纳，脾胃不和。治则以调理脾胃为大法。阑门在大小肠交会之处，是顺通上下气和开中气的要穴，施治时必须首先放通此穴。建里部位属脾，有健脾理气、和胃宽中之效。于阑门放通后，即须治此穴，以开通胃气，使浊气下降。疏通脾经，令清气上升，脾胃功能正常，积滞自消。因此说："点阑门，泻建里，泻下肚腹诸般积"。气海有通调任脉、温下元，调气滞、补肾虚之功，推按时感觉气机已开即止，久推伤气。带脉与十四经相连，放带脉可活动周身气血，有开结通经、疏滞散瘀之功。左章门与阑门穴相应治疗，有通顺小肠气分之功。左梁门、右石关两穴必须同时并用，才能调理胃气。推按巨阙穴，可通顺食道之气，为开胃纳之主穴。以上各穴部位治毕，再加调上脘、中脘、建里1次，以调和脾胃之气。肠胃之气虽已通畅，但恐中焦复结，故须再治阑门1次，以调中焦之气；再治气海1次，以利于胃肠中的浊气下降。并压三把，以活动大肠之气。再用引气归原法，导气达于丹田，使清升浊降，病人即有舒畅之感。治背及督脉诸穴，由上而下，节节放通，具有疏通表里之气、交通督任二脉、调整气机的作用。其中胃俞为开胃要穴，脾俞为升脾阳主穴。若大便秘结者，加治大肠俞，以通大便。诸穴操作完毕，则使全身气机流畅，脾阳得振，胃阴得复，胃纳大开，脾胃纳运之功恢复正常，厌食之证可豁然而除。

（二）疗效

1984—1987 年，在儿科门诊用脏腑点穴法，治疗小儿厌食 132 例。其中男 88 例，女 44 例。发病年龄：6 岁至 12 岁 88 例；3～6 岁 35 例；2 岁以下 9 例。病程最短 1 个月，最长 4 年。治疗期间停用一切中西药物。治疗效果：痊愈（食欲明显改善，主食量增加 1 倍以上，临床症状消失）125 例，占 95%；好转（食欲改善，主食量增加 0.5 倍以上）6 例，占 4%；无效（推拿 3 次，食欲无改善，食量不增而改用他法治疗）1 例，占 1%；总有效例数占 99%。治疗后半个月至 2 个月内，随访 22 例，体重均有增长，在 0.5～2kg 不等。疗程最短推按 3 次，最长推按 3 个疗程。

（三）病案

李某，女，7 岁半。1987 年 10 月 11 日初诊。

3 年来食欲不振，每餐食量不足 50g，大便偏干，渐消瘦。伴有烦躁易怒，睡中磨牙蹬被，易出汗，常感冒。查体：面色青黄，皮毛憔悴，舌淡红，苔薄黄，脉沉滑。体重 15kg。

诊断为厌食证。

治宜健脾助运，和胃消食。

治疗：先泻调阑门、建里，再调气海，使清气上升，再放带脉。泻调章门、梁门、石关以舒胃气。再泻调巨阙，并用左手按天突、璇玑、华盖 3 穴，使食道浊气下降。再调上脘、中脘、建里、阑门，气海 1 次，并压三把，引气归元；次治背部及督脉各穴，先按百劳、两肩井，使诸气下顺，再按膏肓、脾、胃、肾俞，加治大肠俞以通大便，推按 1 次后，当天中午食量增加。推按 6 次后，食欲明显改善，食量增加 1 倍，面色红润，其他症状亦消失。继续推按 1 个疗程而痊愈。10 月 29 日测体重，增长 1kg。

二、呕　　吐

（一）治法

常规点穴加胃俞。

阑门、建里、气海、梁门、石关用轻泻轻补重调法，巨阙用泻调法。背部胃俞为开胃要穴，脾俞为升脾阳主穴，应扣按 1 分钟，可振奋脾气，和胃降逆。

（二）病案

案 1：于某，男，2 岁。1989 年 2 月 27 日初诊。

呕吐伴腹痛 10 天。患儿因饮食不节、恣食生冷致呕吐，日十余次，呕吐物为不消化的食物，伴腹痛无腹泻。舌淡苔白，脉沉缓。

诊断为呕吐（胃寒）。

治宜温中散寒，降逆止呕。

治疗：常规点穴加胃俞。用调法，巨阙泻调之，推按 1 次后，呕吐 2 次，为少量黏液，腹痛止。继推 2 次后，呕吐止，食量增加而告痊愈。

案 2：刘某，女，12 岁。1985 年 1 月 30 日初诊。

呕吐 3 天。患儿 1 周前感冒发热，服药后感冒渐愈，随即呕吐，进食饮水则吐。吐前自觉胃内翻动难受，不痛。吐出物为食物及黏液，口苦，大便 2 日未行，伴有精神萎靡、乏力懒言、四肢发凉。查体：面色萎黄，舌淡红，苔薄黄，脉沉滑。

诊断为呕吐（感冒后余热犯胃，胃失和降，气机不利）。

治宜清热和胃，降逆止呕。

治疗：常规点穴加胃俞，用泻调法。推按 1 次后有饥饿感，进食后无恶心呕吐，感到舒服，大便 1 次，质正常。共推按 3 次，呕吐蠲除，食量恢复正常。

三、泄　　泻

（一）治法

常规点穴加水分、天枢、胃俞，用调法。先点阑门、水分两穴并用，气通后再点建里、气海，放带脉，点章门、梁门、石关、巨阙；再点上脘、中脘、建里，再点阑门、水分；再点两天枢（医者用左手拇指按左梁门，食中指按右石关，右手拇指与中指分按两天枢穴，用轻泻重调法）；再点气海1次，并压三把，引气归元，或中与阴陵泉齐放。腹部及任脉各穴施治完毕，再做背部及督脉诸穴，由上而下，节节放通。

（二）病案

刘某，男，2岁。1984年12月27日初诊。

腹泻1天。因饮食过量引起腹泻，夜间大便5次，泻下未消化之食物，伴有呕吐、腹痛。查体：面色黄，舌红苔白，指纹紫过气关，腹略胀。

诊断为腹泻（脾虚伤食）。

治宜消食导滞，调理脾胃。

治疗：常规点穴加水分、天枢。先点阑门、水分两穴并用，用轻泻重调法，气通后再点建里、气海，放带脉，轻调章门，泻调梁门、石关、巨阙；再调上脘、中脘、建里1次；再调阑门，泻调两天枢穴；气通后再点气海1次。腹部及任脉做毕，再治背部及督脉诸穴，由上而下，节节放通。次日复诊：推按后腹泻明显减轻，大便1次质较稠，未吐，能进少量稀粥。守上法推按1次。三诊：大便正常。食量大增，治愈。嘱饮食调养。

四、痢　　疾

（一）治法

常规点穴加水分、天枢、大肠俞、阑门、建里、气海、天枢穴，调、补、泻法兼用。

（二）病案

郑某，男，5岁半。1988年10月17日初诊。

患儿3天前因吃鸡肉、冰镇葡萄引起腹痛、呕吐、腹泻，里急后重，大便20多次，为脓血便，体温39.7℃，在市立医院诊为急性菌痢，静滴庆大霉素治疗，现体温37.5℃，仍腹痛、腹泻，里急后重，脓血便，日泻7~8次。化验大便常规：黏液＋＋，红细胞＋，脓细胞＋＋＋，精神萎靡，舌红苔厚腻，脉滑，腹软有压痛。

治疗：用脏腑点穴法治之，先点阑门，再点建里，用轻泻轻补重调法，调气海，再点章门，使小肠逆气下降，胃中浊气亦随之下降；再点梁门、石关，点巨阙（用一手按天突、璇玑、华盖三穴），使食道气分通畅；再点上脘、中脘、建里；再点水分用泻调法，使水谷分道；再点两天枢以消大肠之滞；再点气海1次，并压三把，以顺大肠之气；再做引气归元，或中与阴陵泉齐放。命患儿坐起，治背部及督脉，按百劳、两肩井、膏肓、脾俞、肾俞、大肠俞。以上诸穴治毕，患儿腹痛止，感到腹部舒服。第二日复诊，患儿推后至今未大便，腹痛大减，嗜睡，不思食。按上穴继推1次。第三日复诊，患儿早饭吃半碗稀饭，中午吃1碗面条，仍未解大便，全身无力，精神不振。改用脏腑常规点穴，用调法，连续治疗4天，大便日1次，色黄质软，诸症消失，痊愈。

五、便　　秘

（一）治法

常规点穴加天枢、大肠俞，用泻调法。

（二）病案

初某，男，4岁。1987年1月20日初诊。

大便干结呈羊粪状，4~5天1次，伴有腹痛，纳差，曾服用驱虫剂未下虫，近5天未大便。查体：腹胀，左下腹摸及硬粪块，有压痛，舌红苔白。

诊断为便秘（积滞内热，伤津耗液）。

治疗：常规点穴加天枢（用泻法），大肠俞。推按后当日下午大便1次，初为羊粪状，后为成形软便，量多，便后腹痛减。推按3次后，食欲正常，大便每日1次，初硬后软，神安眠宁，共推按6次，痊愈。

六、疳　　积

（一）治法

常规点穴加胃俞、肝俞。大便秘结加大肠俞。

疳积是小儿四大证之一，严重者可影响生长发育。其病变虽以脾胃为主，但日久气血亏虚，必累及他脏，出现兼证。疳积的临床表现往往虚实夹杂。治疗虽以调理脾胃为大法，但在施治中，必须结合患儿具体病情，决定采用补、泻、调法的孰轻孰重。在恢复期只用调法。

（二）病案

张某，男，2岁。1984年11月2日初诊。

纳呆异食半年余。半年前开始食欲不振，嗜食异物如砖头、墙土，喜冷食、凉饮，大便干、味臭。烦躁，多汗，睡中易惊，手足心热，日渐消瘦。查体：面色苍白，方颅，毛发稀黄，肋骨串珠，腹略胀，形体瘦弱。舌淡苔白微腻，脉沉滑无力。

诊断为疳积（脾虚食滞，气血亏虚）。

治宜健脾消积，佐以平肝。

治疗：常规点穴加胃俞、肝俞。用轻泻轻补重调法。推按2次后，食欲改善、大便调畅。推按6次后，食量大增，每顿饭吃主食1两。嗜食异物停止，面有红颜，比以前胖些。共推按12次，上症悉除。2 个月后随访，饮食、二便、睡眠皆正常，面色红润，精神活泼，体重比治疗前增长 2.5kg。

七、感　　冒

（一）治法

常规点穴加风池、风门、肺俞，用泻调法。

风池穴专通鼻窍，捏按风池穴可解散风寒，主治伤风感冒；风门为散风主穴，肺俞可清热宣肺解表，为感冒退热之要穴。

（二）病案

席某，女，3 岁。1988 年 9 月 3 日初诊。

发热 1 天，流涕咳嗽，伴纳减、大便干。查体：舌红苔白，咽红，扁桃体Ⅱ度肿大充血，心肺（－）。

诊断为感冒（外感风热，肺气失宣）。

治疗：常规点穴加风门、肺俞、风池，用泻调。第 2 天复诊，热已退，食少增、仍咳嗽。按上穴推按 4 次，咳嗽止，食欲正常，感冒治愈。

八、咳　　嗽

（一）治疗

常规点穴加肺俞，用调法。

（二）病案

任某，男，4 岁。1988 年 4 月 26 日初诊。

受凉后咳嗽 2 天，少痰，不发热，流清涕。纳可，舌红苔白，脉滑。

证属风寒咳嗽。

治宜宣肺止咳。

用常规点穴加肺俞，腹背部各穴治毕，再揉按肺俞、膻中各 100

次，推按 1 次，症状减轻，3 次治愈。

九、咳　喘

包括喘息性支气管炎、肺炎、哮喘等病。

（一）治法

常规点穴加肺俞、天枢、大肠俞。用轻泻重调法。

（二）病案

于某，男，6 岁。1988 年 5 月 16 日初诊。

咳喘 6 天，素患哮喘 3 年，每因受凉劳累而犯，现咳喘以午后夜间为甚，重则不能平卧，伴有厌食，大便干。查体：面黄消瘦，舌淡红，苔薄黄，脉滑，双肺可闻及哮鸣音。

诊断为哮喘（肺脾两虚，痰饮内伏，外受风寒，肺失宣降）。

治疗：常规点穴加肺俞以宣肺降气止咳平喘；加天枢以调大肠之气，因肺与大肠相表里，大肠和，肺自安；加大肠俞泻大肠，降肺气；腹背诸穴放通后，患儿全身气机流畅，即有舒畅之感；再按揉膻中、肺俞以加强宣肺降气平喘之功。治疗的当日夜间喘咳减轻，能平卧安睡。共治疗 6 次，咳喘止，食欲大增，大便自调。

十、肠　梗　阻

（一）治法

常规点穴加天枢、大肠俞。用泻法，泻通稍补之，防气脱，气海用调法。

（二）病案

张某，女，7 个月。1990 年 3 月 6 日初诊。

呕吐腹痛、腹胀，便闭，发热 8 天。患儿生后 20 天，因肠穿孔在青岛医学院某附属医院行剖腹探查术，做横结肠造瘘术。术后 4 天，因高度腹胀，小肠由刀口膨出，做第二次手术还纳小肠。患儿生后4个月时，做造瘘缝合术。至此，小儿3次手术后，饮食、二便正常，渐长胖。8天前因吃芋头、饼干过多引起呕吐，初为所进饮食，后吐黄绿水，不能进食，喝水亦吐，不大便、无矢气，伴发热。在青医附院小儿外科住院，诊断为粘连性肠梗阻，给予禁食、胃肠减压，静脉补液7天。动员手术，家长因不同意而来中医院求治。查体：重病容，衰竭貌，重度脱水，二目深凹，前囟低平，舌红唇干，苔黄燥起芒刺，腹胀，皮肤干燥有花纹，提皮有皱，展平差，四肢冰冷，哭声微弱，尿量极少，伴发热，体温38℃，烦躁哭闹不眠（腹痛）。

诊断：肠结（粘连性肠梗阻并脱水、酸中毒）。

此儿手术后肠粘连，致肠腑闭结不通，三焦气机不行，上见吐逆饮食不得入，下见二便不通无矢气，出现痛、呕、胀、闭四证俱全的关格症。8天禁食，胃肠减压，致使重度脱水，气血大亏，津液枯竭而呈危象。

治宜通腑开结。

治疗：采用常规点穴加天枢、大肠俞。先泻阑门、建里，调气海；再放带脉、调章门，泻调梁门、石关、巨阙；调上脘、中脘、建里；再泻调阑门1次，加泻两天枢；再调气海1次，背部诸穴放通后，加做脾、肾、大肠俞1次。推拿取穴：清板门10分钟，退六腑10分钟，揉二马5分钟。

3月7日复诊：推拿后效果意外显著，哭闹躁动减轻（腹痛减轻），短时安眠，虽吮乳仍吐，但能咽下少量乳汁，喂青萝卜汁水少量，下午4时大便1次，黑绿色，有矢气。便后睡2小时，晚上又大便1次，量少色黄，便后腹软。患儿急欲索食，喂母乳及萝卜水均未呕吐。精神好转，无痛苦表情，手足温，眼睑轻度凹陷，舌红苔黄燥少津，芒刺略消，口唇微润。

3月8日三诊：昨天推拿后至今未大便，有矢气，尿量增加，有明显饥饿感，吃母乳不饱，家人不敢多喂，吃奶后即安睡。午后体温38℃，夜间热退，体温36℃，精神振作，逗能笑，面色红润，舌红苔白，唇红润，腹平软，治疗仍用脏腑常规点穴，用调法。推拿取穴：八卦、四横纹、清板门、天河水各10分钟。

3月9日四诊：食欲好，母乳不足，每日加牛奶250g，饼干2片，喝萝卜汁，大便2日未行，但腹软无压痛。守上穴继推1次。

3月10日五诊：食眠正常，欢笑神爽，大便1次，质正常。体重增加0.5kg。治疗同上。

3月13日复诊，大便成条状，日1次，据其母述，生后至今第1次有成形大便。每天加饼干4片，牛奶0.25kg，停止治疗。饮食调养，痊愈。

3月23日复查：患儿面色红润有光泽，很胖，食眠正常，大便成条，每日1次。每天加蒸鸡蛋糕半个，体重又增加0.5kg（18天体重共增长1kg）。

十一、黄　　疸

（一）治法

常规点穴加肝俞。若小便不利加关元；大便秘结加大肠俞；腹胀加天枢。此症以阑门为主，建里、梁门、石关调、补、泻法并用。

（二）病案

谭某，女，20天。1975年9月20日初诊。

患儿系八个月早产，生后不会吮奶，生活力弱。生后3天出现黄疸，并逐日加深，现面目及全身皮肤呈橘黄色，尿深黄色，腹胀，吐奶，大便不畅，发惊。

诊断为胎黄（阳黄）。

治宜清热利湿退黄。

治疗：常规点穴加天枢、肝俞，用调法，因系新生儿，手法宜轻。推按 3 次，吐奶止，腹胀减轻，大便调，尿色变浅，黄疸略退。治疗 6 次后，腹胀全消，黄疸大退。共治 12 天，痊愈。

十二、肾　　炎

（一）治法

常规点穴加水分、关元，用调法。阑门、水分用轻泻轻补重调法。加治水分可调整水液的代谢，对肾炎有效；关元主治尿血、遗尿，调至指下气通为止。

（二）病案

隋某，2 岁半。1989 年 2 月 10 日初诊。

患儿眼皮浮肿，尿频，纳呆 1 周，初起发热 1 天，热退后眼睑浮肿，尿频不痛，伴恶心纳呆。查尿常规红细胞 0～2。查体：面色黄，眼睑浮肿，舌尖红苔白，脉滑，腹胀。

诊断为风水（急性肾炎）。

治宜疏风利水。

治疗：阑门、水分并用，轻泻重调，气通后再调建里、气海，放带脉。调章门、梁门、石关、巨阙，再点上脘、中脘、建里，调阑门、水分 1 次，再调气海、关元，治背部诸穴，注意将脾俞、肾俞放通，推按 1 次后，眼睑浮肿减轻，治疗 2 次后，纳食增加，尿频减少，睑肿消失，恶心除。查尿常规：上皮细胞 0～2，大便偏干。治疗取穴同上加入肠俞。第 5 诊查尿正常，上症悉除。遂改用脏腑常规点穴，用调法。推按 5 次痊愈。

十三、遗　　尿

（一）治法

常规点穴加关元，用调补法。

（二）病案

王某，女，5 岁，1989 年 3 月 27 日初诊。

夜间尿床 1 周，患儿近 1 周食欲不振，每晚熟睡后尿床，面黄乏力，舌红苔白，脉沉细。

诊断为遗尿（肺脾气虚，膀胱失约）。

治宜补中益气，固涩小便。

先将阑门、建里调通，再点气海、关元，用调补法；放带脉，再点章门、梁门、石关、巨阙，均用调法；再将上脘、中脘、建里、阑门调 1 次；再重调气海、关元，然后并压三把，引气归元，或中、阴陵泉齐放，再治背部诸穴，由上而下，节节放通；再将脾俞、肾俞按揉 1 分钟。

推按 1 次后，夜间未尿床，第 3 天晚上因多喝橘子汁，又遗尿 1 次。守上穴继续推按 4 次，痊愈。3 个月后随访，家长说小儿自治愈后，再未尿床。

十四、尿　　频

（一）治法

常规点穴，用调法。

（二）病案

宋某，男，3 岁半。1986 年 3 月 26 日初诊。

尿频 20 天，白天尿频 20 多次，量少，色清，不疼，夜间正常，伴纳呆，大便干，呈羊粪状。查尿常规正常，舌红苔白脉滑。

诊断为尿频（脾肾不足，膀胱气化失司）。

治宜益气缩泉。

用脏腑常规点穴法，均用调法。推按 2 次尿频减轻，食量增，大便调。共治疗 6 次，痊愈。

十五、腹　痛

（一）治法

常规点穴加治天枢、带脉与三阴交齐放法。注意放通阑门、建里，用泻调法。

（二）病案

案1：薛某，男，12岁。1988年2月2日初诊。

左下腹胀痛半天，患儿昨晚吃香蕉、苹果、花生、红肠等食物过量，于今晨5时突发剧烈的腹痛，以左下腹为著，辗转滚动，哭叫不止，伴腹胀，无呕吐腹泻。遂到市立医院急诊，查血常规正常，未确诊，肌肉注射"654-2"8mg，回家观察。打针后腹胀痛时轻时重，持续不断，来我院就诊。查体：痛苦病容，腹胀腹痛拒按，左下腹压痛最著，可触及包块，舌红苔薄黄，脉弦数。

诊断为腹痛（食滞胃肠，气机不通）。

治宜理气导滞止痛。

治疗：先点阑门用泻调法，气通后再泻建里，调气海；再放两带脉，再点章门、梁门、石关、巨阙均用轻泻重调法；再调上脘、中脘、建里1次，加治带脉与三阴交齐放（医者左手食、中指扣住左边的带脉入里扳，大指按住阑门往下按；右手大指按住小腿三阴交部位的筋，轻轻拨动，以左手拇指感觉阑门部位跳动或指下有如流水感即止）。使肠中浊气下降，再泻两天枢，再调气海1次，并压三把，引气归元，或中与阴陵泉齐放。令病儿坐起，依次治背部及督脉诸穴，重按脾胃俞，加治大肠俞，推按后患儿自觉腹痛大减，欲解大便。去厕所排便后，腹痛立消，步行回家。同年10月随访，其父说上次推拿1次病愈后，再未腹痛，现健康无病。

案2：房某，男，5岁。1986年3月31日初诊。

患儿腹痛1年余，以脐周为著，伴有食欲不振，四肢乏力，曾驱虫未下。化验大便正常。西医院查不出病来，但患儿每天不定时腹痛。查体：面色黄，舌淡苔白厚，脉沉缓，腹软，脐周轻微压痛。

诊断为腹痛（脾虚气滞）。

治宜温中补虚，缓急止痛。

治疗：用脏腑常规点穴法，先泻后补重调。推按完毕，再揉外劳宫穴 10 分钟。推按 1 次后腹痛止，食少增。共治 5 次痊愈。

十六、面　　瘫

小儿面瘫多为周围性面神经麻痹，因风寒侵袭面部经络引起。主证为口眼向健侧歪斜，患侧不能闭眼，眼裂增宽。做露齿动作时口角斜向健侧，不能闭嘴鼓气或虽能鼓嘴但漏气，患侧鼻唇沟及额部皱纹消失。

（一）治法

脏腑常规点穴法加口眼㖞斜治法，捣小天心。使用口眼㖞斜治法刺激患侧面部穴位，用颤动的轻手法，弱刺激使麻痹的肌肉有节奏地收缩，即可疏通经络，调和营卫，促进气血流通，改善局部血液循环。经脉一通，神经对面肌的调节功能即可恢复。

（二）疗效

临床治疗 25 例，年龄最小的 6 个月，最大的 6 岁。除 3 例病情好转后未坚持治疗外，22 例全部治愈。在痊愈病例中，推拿次数最少的 4 次，最长 2 个月，一般治疗半个月可痊愈。

（三）病案

纪某，女，1 岁。1989 年 3 月 14 日初诊。

嘴向右侧歪 12 天。12 天前，患儿睡觉后被抱在窗口晒太阳，以后发现嘴向右歪斜，哭时明显，左眼不能闭合。曾在西医院诊为面神经麻痹（左），给泼尼松、维生素 B_1、B_6 口服 11 天，无效，遂来我院求治。查体：口向右歪，左嘴角下垂，左眼闭合困难，眼裂增宽，左侧鼻唇沟变浅，左额纹消失，舌淡红苔薄白。

诊断：左侧面瘫（风邪阻络）。

治宜调和营卫，疏风活络。

治疗：停用一切药物。先做脏腑常规点穴，用调法。再做口眼㖞斜法配合脏腑点穴第 1 式做到第 8 式，注意行口眼㖞斜法时，按住患者面部各穴的拇指，在分拨其筋时，应微微颤动，待气至后再微动数下。手法宜轻，给予面肌弱刺激即为补法，反复做 5 遍，再向左捣小天心 15 分钟。推治 2 次后，口㖞略减轻，食欲明显好转；又治 1 次，口㖞明显减轻，左侧额纹出现，左鼻唇沟加深，左眼能闭合，又治 3 次，仅哭时出现轻度口㖞，其他症状消失。共推治 16 次，痊愈。1 年后随访，治愈后未再犯病。

十七、儿童多动症

（一）治法

常规点穴加心俞，泻章门。

（二）病案

王某，女，6 岁。1985 年 5 月 21 日初诊。

挤眼、皱眉、耸肩、噘嘴等不自主动作 2 月余，伴有乏力纳减，睡眠不安，烦燥易怒。查体：面黄少华，精神不振，舌红苔白，脉滑。

诊断：儿童多动症（心脾不足，阴虚阳亢，肝风内动）。

治宜健脾养心，滋阴潜阳，平肝安神。

取穴：脏腑常规点穴加心俞，以养心气，宁神志。加肝俞，以镇肝息风，舒筋缓急。用轻泻、轻补、重调手法，章门用泻法。推按 3 次后，症状明显减轻，睡眠安宁，食量大增。继推 2 次后，出现挤眼皱眉动作的次数明显减少，治疗手法及穴位同前，加用攒竹、眉弓、太阳、四白、百会等穴。继推 3 次后症状全消。精神活泼，食量增加 1 倍，改用常规取穴，用调法，以巩固疗效。共治疗 2 个疗程，痊愈。

十八、脑性瘫痪、脑发育不全、脑炎后遗症，脑外伤及脑震荡后遗症、婴儿瘫后遗症

以上诸病，应用脏腑点穴法治疗的取穴及手法，有共同之处，故一并叙述。

（一）治法

1. 脏腑常规点穴。用轻泻、轻补、重调法，或只用调法。

2. 常规点穴手法治疗完毕，再依症分别加治下列各种穴位及手法。

口眼㖞斜加治口眼㖞斜法。

上肢麻痹加治上肢分筋法。

下肢麻痹加治下肢分筋法。

昏迷、角弓反张加推拿阳池、二马各 10 分钟，捣小天心 5 分钟。

发热加治肺俞。配合推拿六腑、平肝清肺各 10 分钟。

失明加推拿二马、平肝。

失语加治哑门、风府、合谷、涌泉。

痴呆、智力低下加推拿揉阳池、揉二马各 30 分钟，捣小天心 2 分钟。

可教给家长做，以辅助治疗。

（二）病案

案 1：钱某，女，3 岁。1971 年 5 月 18 日初诊。

前日洗澡在澡堂仰面跌倒，立即发现口眼向右㖞斜，说话不清，左侧肢体不能活动。遂去市立医院、人民医院就诊，均诊为颅内出血。建议绝对卧床休息 3 天，服镇静剂，以观后效。家长又来中医院求治。检查：患儿精神萎靡，面色青黄，哭闹不休，说话不清，口眼向右㖞斜，口角流涎，左上肢不能举，左手不能握物，左腿不能站

立，舌红苔薄白，脉沉弦。

诊断：偏瘫（外伤性脑出血）。

治疗：先将阑门、建里调通；再调气海，放带脉；再调章门、梁门、石关、巨阙；再调上脘、中脘、建里、气海1次，引气归元，或中与阴陵泉齐放；继用下肢分筋法，将左腿部筋络拨开；再治背部及督脉，按两肩井，右手拇指缓推风府、哑门10余次，并用右拇指拨哑门穴的筋10余次；再按百劳、膏肓、脾俞、肾俞、命门。治毕，令患儿坐起，再用上肢分筋法，将左上肢的筋络拨开，舒其臂部筋脉，然后做口眼㖞斜手法，每日治1次。推按1次后，病情见好，流口水减轻，左前臂能抬起，手不能握，下肢能移步，无力，说话较前清楚些。治疗取穴同前，改用轻泻、轻补、重调法，又推按2次，左手能拿东西，臂能举，腿能走路，软弱无力。又推按3次，患儿精神活泼，左手能抓头握物，口眼㖞斜很轻（哭时能看出来），说话正常。共治15次，痊愈。

案2：张某，男，5岁。1977年10月24日初诊。

失语，伴右侧瘫痪14天，患儿14天前被精神病人惊吓后即入睡，醒后惊悸发抖，抽搐4～5次。抽搐时二目直视，说话不清，右侧上下肢活动失灵。神志清，不发热。去沂水县医院做腰穿查脑脊液正常。血压高160/110mmHg。诊为脑血管痉挛。住院7天。病情略有好转，即转院到青岛医学院附属医院神经科诊治，确诊为儿童性缺血性脑病，建议做电针治疗，并口服阿司匹林、泼尼松、地巴唑等药，家长听说推拿能治此病，即带患儿来中医院求治。检查：神志清，瞳孔等大，光反应尚可，眼球活动好，无震颤，咬肌活动尚可，鼻唇沟两侧对等，额纹两侧对称，伸舌稍向右偏，深浅感觉存在，肌张力正常，肌腱反射等，未引出病理征，眼底未见异常，右手握力差，摄物不灵活，右腿走路不灵活，哭时口角轻度左歪，发音声低，言语不清，纳呆，脉沉细，舌红苔白。

诊断：惊瘫。

治疗：停服一切药物。用脏腑常规点穴加哑门、合谷、涌泉、百会，加做右侧上下肢分筋法及口眼㖞斜治法。并教家长推拿阳池、二马，小天心。每次 1 小时，日 2 次，以辅助治疗。

治疗 3 次后，说话比以前清楚，话多。能说清鸡、羊、包子等名称。继治 3 次后，能说整句的话，右侧肢体活动比前灵活。又推拿 3 次后，说话更清晰，口㖞明显减轻，做指鼻游戏，能用右手指准确指清部位，右手握力增强。守上穴继续推拿 6 次。精神活泼，反应灵敏，上下肢活动正常，能与小朋友打闹。说话声高，能说成句的话如"看火车老长的，呜呜跑还冒烟"。共推按 15 次，恢复正常，以后写来感谢信，说孩子回家后一切正常，活泼可爱。

案 3：邵某，女，2 岁。1986 年 2 月 21 日初诊。

左下肢跛行 6 天。患儿于 2 月 11 日发热，第 2 天热退。3 天后开始左下肢不敢落地，叫喊疼痛，走路跛行。曾至儿童医院，疑诊婴儿瘫，但转去传染病院，又否定了婴儿瘫的诊断。饮食、二便如常。无外伤史。患儿父母系浙江来青岛做木工活的农民，住在马路边的帐篷里。查体：面色青黄，消瘦，双下肢肌力正常，关节不红肿，伸屈自如，但走路不稳呈跛行；左足跟不落地。

诊断：左下肢伤筋。

治宜舒筋活络，调理肝脾。

治疗：脏腑常规点穴加左下肢分筋法，推 2 次，效果明显，腿不痛，走路时足跟落地，稳当。按上法继续推拿 1 次，共治疗 3 次，痊愈。

十九、臂丛神经麻痹

（一）治法

上肢分筋法。

（二）病案

赵某，女，2个月。1972年12月5日初诊。

患儿系臀位难产致左侧臂丛神经麻痹，生后至今左上肢不能抬举，其他正常。产后母女一直住在某医院产科不肯出院。医院邀作者会诊。用左上肢分筋法治疗，每日1次。做2次后，手及前臂略能上抬，做6次后，左手能自动拿到脸上。又做2次，其母晚上给患儿脱衣，发现小儿左臂可拿到胸前，活动自如，肌肉丰满。又做分筋法6次，患儿能将左手指放到嘴边吸吮。共做分筋法22次，患肢恢复正常活动。

二十、癫　痫

（一）治法

常规点穴加肝俞，用轻泻、轻补、重调法。

（二）病案

李某，男，8岁。1972年2月25日初诊。

抽风3年，在青医附院确认癫痫，服苯妥英钠不显效。发作时手足抽搐，目斜视，头向前倾，不省人事，重时每日发作20多次，曾用偏方及针灸治疗，均不奏效。因服泻药，大便日5~6次，腿软不能站立，伴有腹痛、头疼、惊悸不安、口渴。查体：面色青白，皮毛憔悴，二目无神，消瘦。舌红苔白，脉沉细。

诊断为癫痫。

治宜补中宜气，化痰定痫。

处方醒脾汤与固真汤化裁，服10剂病情略减轻。遂停服汤药，改用脏腑点穴治疗，每日1次。用常规点穴法加肝俞，初用调法，3天后改用轻泻轻补重调法。推按6次，病情大有好转，癫痫一次未发。能吃能睡，面有红颜，能到室外活动。仍按原穴法继续治疗，同时加服百效丸，苯妥英钠减量用。又推按2周，病情稳定，食眠正常，二便自调。苯妥英钠减为每日半片，睡前服，继推1周后，停用苯妥英钠。治疗1个月，痊愈。20天后，患儿因感冒发热，体温40℃，头疼，但未抽搐。服药治疗感冒遂愈，1年后随访，治愈后再未犯病，上学后，学习成绩中等。

推 拿 歌 诀

推拿歌

心经有热作痴迷，天河水过入洪池。

肝经有病眼多闭，推动脾土病即愈。

脾土有病食不进，推动脾土效必应。

胃经有病食不消，脾土大肠八卦调。

肺经有热咳嗽多，可把肝经六腑摩。

肾经有病小便涩，推动肾水可救得。

大肠有病泄泻多，可把大肠用心搓。

小肠有病气来攻，横纹板门精宁通。

命门有病元气虚，脾土大肠八卦推。

三焦有病生寒热，天河六腑神仙决。

膀胱有病作淋漓，肾水八卦云天河。

胆经有病口作苦，只用妙法推脾土。

五脏六腑各有推，千金妙诀传千古。

诊断

入门察色

五色多在面，吉凶要观形。

赤红多积热，抽风肝胆惊。

面黄多积食，唇白是寒侵。

青黑没间出，黄粱梦里人。

五声由肺出，肺绝哭无声。

气短咽喉塞，痰多医生惊。

哑声热不退，腹痛冷相侵。

听罢知虚实，存知在耳鸣。

看脸定决

面黄多积食，青色有惊风。

白色将成痢，伤寒面颊红。

渴来唇带赤，热气眼朦胧。

痢疾双眉皱，不皱是伤风。

秘诀传千古，观察定凶吉。

看指定决

虎口有三关，紫热红伤寒。

青色是惊风，白色便是疳。

黑即肾伤症，黄色脾困端。

治法总论

心善精神爽，言清舌润鲜。

不燥不烦渴，寝寐两安然。

肝善身轻便，不怒不惊顺。

指甲红润色，溲和便不难。

脾善唇滋润，知味善加餐。

大便亦滋润，不稀也不干。

肺善声音响，不喘无嗽痰。

皮肤光润泽，呼吸气息安。

肾善不干热，口和吃不干。

小便清且白，夜卧静如山。

问食定症决

好食苦心病，好食酸肝病。

好食甘脾病，好食辛肺病。

好食咸肾病，好食热内冷，好食凉内热。

看病断生死

眼生赤脉贯瞳入，额门突起又作坑。

指甲黑色鼻干燥，鸦声忽作肚青筋。

口张舌出咬牙齿，重口气急啼无声。

蛔虫既出死症也，目多直视不转睛。

双手急摇过惊节，妙手干救一无生。

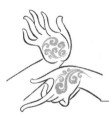

后记——李氏三字经

李德修，光绪间，农村生，威海边。

十七岁，因家寒，去打工，赚点钱。

染耳疾，听不见，遇清医，戚经含。

怜其苦，赠经典，传技艺，不嫌烦。

聪善学，练八年，单应诊，有独见。

到青岛，二零年，设诊所，民方便。

推拿术，效明显，善独穴，时间短。

推拿揉，捣分合，八手法，不一般。

均左手，三关热，六腑凉，记简单。

有患者，日医看，治不愈，没法办。

市长子，疾病犯，数十日，无好转。

慕名至，李老看，推几次，病愈全。

医德高，技精湛，人人夸，众口赞。

数十年，守宗坚，不拘泥，创三言。

三字经，天下传，推拿术，广为传。

带徒弟，传经验，不保留，作贡献。

王蕴华，同半年，搞整理，留文献。

王德芝，王安岗，刘瑞英，孙爱兰。

四徒弟，勇于钻，传推拿，是模范。

李德修，耄耋年，嘱后人，要完善。

贤孙女，不畏艰，李先晓，来编纂。

三字文，易浅显，编精要，引玉砖。

胜经书，好经典，为后学，立规范。

学医道，贵钻研，红与专，不可偏，

初浅精，好浏览，临证多，贵经验，

办学校，续新篇，求发展，愿共勉。

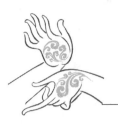

主要参考书目

1 刘百祥. 中医儿科学. 北京：人民卫生出版社，2005.

2 王洪图. 内经讲义. 北京：人民卫生出版社，2002.

3 李先晓. 李德修小儿推拿秘笈. 北京：人民卫生出版社，2010.

4 孙广仁. 中医基础理论. 北京：中国中医药出版社，2011.

5 李先晓，王鹏. 李德修三字经派小儿推拿. 青岛：青岛出版社，2012.

6 滕晶，袁德培. 中华脉学观止. 北京：中国中医药出版社，2014.

57